Td $\frac{41}{32}$

MONOGRAPHIE

SUR LES PRINCIPALES

MALADIES CHRONIQUES

DUES A L'ÉPUISEMENT,

Pur et simple,

DE L'ÉCONOMIE HUMAINE ;

PAR LE DOCTEUR SALLENAVE,

MÉDECIN-CONSULTANT,

Place Puy-Paulin, 3, à Bordeaux.

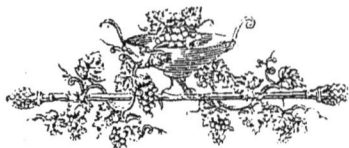

BORDEAUX,

IMPRIMERIE DE JUSTIN DUPUY ET COMPAGNIE,

RUE DE LA DEVISE, 12.

—

1850

MONOGRAPHIE

SUR LES PRINCIPALES

MALADIES CHRONIQUES

DUES A L'ÉPUISEMENT,

Pur et simple,

DE L'ÉCONOMIE HUMAINE ;

PAR LE DOCTEUR SALLENAVE,

MÉDECIN DE LA FACULTÉ DE PARIS.

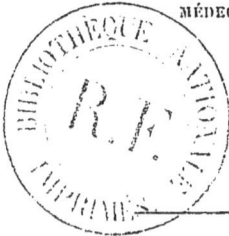

15 NOVEMBRE 1850.

EN VENTE

CHEZ L'AUTEUR ET LES PRINCIPAUX LIBRAIRES.

DIMINUTION

DE LA VITALITÉ

DANS LE CORPS HUMAIN;

et

MALADIES CHRONIQUES,

Les plus répandues,

QUI ONT CETTE ORIGINE.

DIVISION SOMMAIRE.

AVANT-PROPOS.

—

Frappé, dès mon entrée dans la carrière médicale en 1830, de voir des malades qui, jugés incurables par suite d'affections chroniques plus ou moins obscures, guérissaient, même radicalement; frappé surtout de voir des sujets, déclarés atteints de lésions anciennes dont le caractère avait paru rigoureusement apprécié, mourir sans qu'à l'autopsie on en retrouvât le moindre vestige; je me promis de rechercher à quoi pouvaient tenir des erreurs aussi préjudiciables à la science et aux malades.

Les premières investigations auxquelles je me livrai dans ce but, me conduisirent, de prime-abord pour ainsi dire, à attribuer ces maladies à la composition anormale des fluides qui concourent à former l'économie animale. Mais, en réfléchissant que, produits des solides, ils ne peuvent s'altérer primitivement par eux-mêmes que dans des circonstances exceptionnelles et peu nombreuses, j'abandonnai bientôt une idée qui, du reste, émise bien auparavant, n'avait pas été confirmée par l'expérimentation.

Je recommençai donc à méditer; et, après avoir, plus d'une fois, désespéré de réussir, je fus, enfin, conduit à penser que ces maladies devaient, dans la majorité des cas, provenir de l'altération, en plus ou en moins, de la vitalité.

Cette pensée absorba depuis lors tout le temps que je pus distraire de mes occupations à la Faculté de Paris, où je prenais mes grades; j'avais, en effet, à considérer l'élément morbide qui découle de cette opinion, sous les rapports de sa réalité, de sa valeur, de son application et de ses résultats.

A l'égard de la réalité de ce principe, long-temps arrêté par l'impossibilité de le faire tomber sous les sens, je me déterminai pourtant à l'admettre, vu l'incontestabilité de ses effets les plus tranchés : la vie, qu'il produit en agissant sur les germes fécondés, chaque fois que les conditions voulues se rencontrent réunies; la mort, qu'il entraîne en se retirant des corps animés, dès que ces conditions cessent d'avoir lieu; la santé, qu'il entretient tant que la somme de vitalité départie à tout être vivant, se maintient dans un juste équilibre; la maladie, qu'il occasionne lorsque cette quantité relative de vitalité s'altère dans ses proportions. — D'ailleurs, et pour ne prouver la réalité dudit élément que par la plus commune des conséquences de celui de ses effets mentionné en dernier lieu, chacun ne sait-il pas qu'un exercice fatigant du corps, de l'esprit, associé ou non à une diminution des aliments, exige du repos, du sommeil, et une nourriture plus ou moins abondante, si l'on veut être aussi dispos le lendemain que la veille. Et puis, y a-t-il quelqu'un qui puisse contester que l'habitude de l'excès musculaire, de l'excès intellectuel, alors surtout qu'elle coexiste avec une abstinence proportionnelle, ne finisse par jeter dans une prostration physique, dans un accablement moral, qui exigent plus que la suspension du travail, de la réflexion, plus qu'une alimentation réparatrice, pour que l'on sente ses forces se relever, pour que l'on se trouve de nouveau capable de travailler, de réfléchir. Or, puisque de simples oublis de la conservation personnelle, des écarts d'hygiène trop réitérés ou seulement passagers, parviennent à altérer la santé à ce degré qu'il faille supprimer le moindre mouvement, la moindre pensée, tandis qu'on s'assujettit à un régime analeptique; quelle détérioration de l'organisme ces causes ne doivent-elles pas entraîner, lorsqu'à leur action débilitante, énervante, s'ajoute l'action, autrement nuisible, du manque d'air, du défaut de lumière et d'une habitation malsaine, accrue par des chagrins privés ou par des malheurs publics d'une certaine durée et surtout permanents; lorsqu'à ces nouvelles causes de destruction, sourde, lente, mais progressive, de l'existence, s'ajoute l'usage, habituel ou trop renouvelé, de substances médicamenteuses dont les effets, soit immédiats, soit consécutifs, sont analogues, sinon pareils, sinon semblables!

Sous le rapport de la valeur de ce principe, je l'acceptai d'autant plus volontiers, qu'étant à la recherche de l'origine des erreurs que je désirais détruire, je croyais l'avoir trouvée en lui; mais je ne compris toute sa portée qu'en avançant dans l'étude que j'en poursuivis avec ardeur.

Pour l'application de ce principe, si, dans les premières années de sa découverte, il ne me fut guère possible que d'établir sa théorie; la spécialité que j'en commençai en 1835, aussitôt après avoir été reçu Docteur, me convainquit, assez rapidement, de la fréquence des cas où il joue le principal rôle.

Quant aux résultats pratiques dont ce principe devient la source, l'appréciation que j'en avais faite tout d'abord, ne se rencontra point erronée; elle s'accrut, au contraire, progressivement avec l'expérience, ainsi qu'il est aisé de s'en assurer par le Recueil d'observations de maladies chroniques que j'ai publié en 1842, et, surtout, par le traité des affections de cette classe que j'ai publié en 1847.

Je viens de dire comment j'avais été conduit à rechercher l'élément méconnu tenant sous sa dépendance directe les affections, à marche lente, qui guérissent contre toute attente ou qui tuent sans laisser de trace, et quelles épreuves je dus faire subir à cette découverte avant de la considérer comme fondée. Je vais parler, à présent, de la manière dont la diminution d'activité de ce nouveau mode pathologique se comporte dans l'organisme humain, et des maladies chroniques auxquelles ce principe donne le plus communément naissance; remettant à plus tard de m'occuper des affections, du même ordre, que crée son augmentation d'activité.

PREMIÈRE PARTIE

DIMINUTION,

Pure et simple,

DE LA VITALITÉ DANS L'ORGANISME HUMAIN,

CONSIDÉRÉE COMME PRINCIPE

DES MALADIES CHRONIQUES

Les plus répandues ;

ET

PROPHYLAXIE DE CETTE ESPÈCE DE LÉSION.

Il est fréquent, pour le médecin, de rencontrer, dans le monde, des personnes qui, sans se croire malades, lui disent pourtant : celles-ci, qu'elles éprouvent une lassitude générale, mais passagère ; celles-là, qu'elles ressentent une susceptibilité fatigante, mais momentanée. Quelques-unes de ces personnes ajoutent même que ces malaises inaccoutumés coïncident, par temps, soit avec des langueurs d'estomac, des pesanteurs de tête, des palpitations, de la gène à respirer, une nonchalance particulière...., soit avec des douleurs cérébrales, des étreintes à la poitrine, des serrements de cœur, de la sensibilité à l'épigastre, une impression pénible dans les membres.... Et, aussitôt, l'homme-de-l'art de répondre : c'est le sang ; ce sont les nerfs.

Mais les premiers de ces interlocuteurs s'abusent sur l'état présent de leur santé ; elle est déjà altérée. Mais les seconds se trompent sur le vrai principe de cette altération ; elle n'est ni sanguine ni nerveuse.

Cette erreur, dans laquelle j'avance qu'ils se trouvent tous les deux, est positive. En effet, que ces malades négligent ces prodrômes de leur affection, ou bien que, sur le dire irréfléchi du médecin, ils se mettent à user de rafraîchissants ou de calmants, les fonctions ne tardent pas à se troubler à ce degré, que l'existence de l'affection devient aussi palpable que se montre évidente l'inefficacité de ces agents thérapeutiques.

Voilà ce qui est; voilà ce qu'il y a dans ces cas pathologiques : rien de plus; rien de moins. Je dois cette appréciation à de minutieuses recherches. Je dois sa confirmation à une longue expérience.

Mais qu'est cette maladie ; ou bien, en d'autres termes, quelle partie de l'organisme a-t-elle pour siége, et quelle lésion ce siége éprouve-t-il ? — L'analyse physiologique des symptômes sus-désignés, conduit à établir que cette affection est générale, et que la lésion qui la constitue, est une diminution, pure et simple, de la somme de vitalité dont était pourvu l'organisme. En effet, dans quelle région particulière de notre corps pourrait-on localiser l'étendue intrinsèque de ces troubles fonctionnels; à quel autre principe morbifique pourrait-on rapporter la lenteur de leur formation et de leur terminaison, l'instantanéité de leur recrudescence et de leur rémission?

Reste à trouver, d'une part, si cet affaiblissement de l'économie l'envahit tout d'un coup entièrement, ou bien s'il n'attaque que successivement les diverses régions qui concourent à la former ; et, d'autre part, quelles sont les personnes les plus exposées à cet appauvrissement de l'économie. — Répondons, d'abord, que l'habitude d'observer cette maladie fait reconnaître qu'il peut lui arriver d'envahir, d'emblée, la totalité de l'organisme, à la suite de causes aussi physiques que morales, aussi matérielles qu'intellectuelles, et dont la transmission s'est effectuée autant par l'intermédiaire de l'estomac que par l'intermédiaire du cerveau ; mais qu'il est bien plus fréquent à cette maladie de commencer, tantôt par la fraction du corps plus spécialement dévolue à la vie végétale ou de nutrition, tantôt par la fraction du corps plus spécialement dévolue à la vie animale ou de relation, d'après la nature particulière ou le mode d'action des causes qui ont agi, d'après encore le tempérament, inné ou acquis, qui laisse l'un de ces centres vitaux relativement plus susceptible. — Répondons, ensuite, que, toutes choses étant égales, la classe laborieuse ou active des villes et des campagnes, comme aussi la classe intelligente ou sensible de la société, sont plus exposées à cette altération de la vitalité générale.

La pratique de cette maladie nous a appris de plus que, lorsque l'affaiblissement de l'économie survient directement par les deux vies, il altère en premier lieu leurs fonctions simples, puis leurs fonctions plus compliquées, et enfin toutes les opérations par lesquelles s'entretient l'existence ; tandis que dans l'appauvrissement survenu séparément par l'une ou par l'autre vie, ces deux grands rouages, qui s'influencent bientôt, ne tardent pas à traduire leur lésion soit par les organes soit par les groupes organiques les plus liés à celle des deux vies la première affectée, et finissent par manifester cette lésion sur les tissus communs à l'une et à l'autre vie ou sur leurs appareils les plus importants.

Or, ces conséquences morbides ne se bornent pas à confirmer les rapports existants, dans l'état normal, d'un côté entre les diverses parties du corps, d'un autre côté entre la vie de nutrition et la vie de relation ; elles étendent un voile plus épais sur le point de départ de la maladie, aux yeux du médecin peu habitué à envisager ce Protée.

Ce point de départ de la diminution, lente et graduelle, de l'élément vital, est encore plus obscur quand, n'importe la voie partielle ou commune par laquelle il s'est établi, le mal, au lieu de suivre la marche que nous avons dit lui être naturelle, se propage aux organes ou aux groupes organiques de toute l'économie les plus prédisposés à en ressentir les effets anormaux. Pour cette prédisposition, qui peut se trouver native ou occasionnelle, elle provient, soit de l'exiguité, et même du développement, relatifs de ces organes ou de ces groupes organiques, soit de la délicatesse, et même de la résistance, relatives de leur texture.

Signalons en outre que, quelle qu'ait été la marche, régulière ou irrégulière, des conséquences morbides, sus-mentionnées, résultant de la diminution, lente et graduelle, de l'élément vital, elles peuvent, au lieu de s'opérer sourdement, comme d'ordinaire, s'opérer parfois avec violence ; sortes d'accès, de crises, qui émanent, tantôt d'une cause étrangère à l'organisme, tantôt d'une cause inhérente à l'organisme, et d'où naît un autre embarras pour l'homme-de-l'art non familiarisé avec ce mode spécial de transmission de l'épuisement auquel je fais allusion. Dans ce cas, en effet, il erre complètement sur l'essence intime du mal, et le combat tout-à-fait contrairement à cette essence, restée la même : une diminution de la vitalité de l'économie entière ; mais plus ancienne ; mais plus prononcée.

Nous venons de formuler la diminution, pure et simple, de la vitalité dans l'organisme humain comme constituant le principe de souffrances, trop réelles pour le malade, quoique inappréciées par le médecin : indiquons maintenant la conduite à tenir pour se préserver de cette lésion de vitalité.

Dans ce but, il faut, pour les membres laborieux ou actifs de la population, particulièrement s'ils sont d'une constitution faible, peu résistante, éviter d'associer les occupations de l'esprit aux fatigues du corps énervantes ou trop soutenues ; ne pas veiller tard, tout en se levant de très-bonne heure ; faire un nombre suffisant de repas, et les prendre avec le plus de régularité possible ; se nourrir d'aliments substantiels et toniques, sans manquer de se reposer immédiatement ; délaisser l'usage inconsidéré des bains tièdes et des boissons tempérantes ; enfin, savoir endurer avec résignation les affections morales ou les revers de la fortune, être assez raisonnable pour se priver, surtout pendant la saison chaude, des exercices musculaires qui ajouteraient aux fatigues provenant de son état ou de ses habitudes, et fuir les excès de tous genres.

Dans ce but, il faut, pour les membres intelligents ou sensibles de la population, particulièrement s'ils ont une complexion délicate, très-impressionnable, se garder d'ajouter des fatigues corporelles à une occupation cérébrale trop sérieuse ou excessive, à des impressions vives ou presque incessantes; ne pas prolonger le jour aussi avant dans la nuit, tandis qu'on se lève tard ; faire des repas moins rares, et les prendre à des heures plus régulières ; composer sa nourriture de substances réparatrices et de boissons fortifiantes, avec la précaution de se promener de suite après ; prendre l'habitude des bains frais, et renoncer à celle du café et des spiritueux ; enfin, ne pas joindre le défaut d'exercice, surtout durant la saison froide, à l'inaction musculaire résultant de sa profession ou de ses goûts, supporter en philosophe les peines du cœur ou les souffrances de l'âme, et s'astreindre à la continence.

J'aurais pu réunir en un faisceau ces deux séries de moyens préservatifs, si je n'avais eu égard qu'à la puissance réciproque dont leur emploi est doué : celle d'empêcher la formation de la lésion vitale qui fait l'objet de cette partie de mon travail. Mais, comme par la négligence des premiers de ces préceptes, cette altération tend à s'établir par la vie végétale, au lieu qu'il résulte de la négligence des seconds de ces préceptes que cette altération tend à s'établir par la vie animale, j'ai dû les présenter séparément.

Ces considérations exposées, étudions les maladies auxquelles la persistance ou l'augmentation de l'état anormal de l'économie humaine qui vient d'être signalé, donne le plus communément naissance. Toutefois, avant d'aborder ce nouveau sujet, faisons observer que les divisions et subdivisions sous lesquelles seront classées ces maladies, auront pour but, non pas de poser entre elles une ligne de démarcation absolue, non pas de séparer entièrement des lésions morbides identiques, non pas d'isoler les uns des autres des modes pathologiques ayant essence semblable; mais bien de faciliter l'intelligence de ces diverses altérations de l'organisme, tout en prémunissant contre les erreurs auxquelles conduisent les formes, plus apparentes que réelles, plus superficielles que profondes, plus passagères que durables, qu'il arrive à une seule et même maladie de revêtir.

DEUXIÈME PARTIE

MALADIES CHRONIQUES,

Les plus répandues,

PROVENANT DE LA DIMINUTION,

PURE ET SIMPLE,

DE LA VITALITÉ DANS LE CORPS HUMAIN ;

et

THÉRAPEUTIQUE DE CES AFFECTIONS.

L'étude des maladies chroniques, les plus répandues, provenant de la diminution, pure et simple, de la vitalité dans le corps humain, formera quatre divisions.

La première de ces divisions contiendra celles de ces affections dues à ce principe, en tant qu'originaire, soit de la vie végétale ou de nutrition, soit de la vie animale ou de relation.

La seconde de ces divisions contiendra celles de ces affections dues à ce principe, en tant qu'originaire des deux vies simultanément.

La troisième de ces divisions renfermera celles de ces affections résultant de la propagation non naturelle de cet élément morbide ; quelle qu'ait été son origine partielle ou commune.

La quatrième de ces divisions renfermera celles de ces affections résultant de la manifestation aiguë et subite de cet élément morbide ; qu'il ait cette origine simple ou complexe.

En étudiant les maladies chroniques en question, dans l'ordre qui vient d'être indiqué, nous nous conformons, d'abord, à la fréquence avec laquelle l'essence pathologique d'où elles émanent, frappe, toutes choses égales d'ailleurs, l'une ou l'autre vie séparément; ensuite, à la rareté avec laquelle cette même essence pathologique frappe, naturellement, les deux vies à la fois; puis, à l'irrégularité que les effets de son aggravation mettent, exceptionnellement, à se propager; enfin, à la violence que ces divers résultats emploient, quelquefois, pour se manifester; et, en conservant à chacune de ces maladies le nom des affections anciennes, plus ou moins connues, qui leur ressemblent par la forme autant qu'elles en diffèrent par le fond, nous simplifions, le plus possible, cette partie de notre travail.

Ajoutons que celles de ces divisions où la chose sera nécessaire, auront les chapitres et les articles propres à préciser au lecteur la matière dont elles se composeront intrinsèquement, par suite de la classification ci-dessus.

PREMIÈRE DIVISION.

—

MALADIES CHRONIQUES

DUES A LA DÉPERDITION,

Lente et graduelle,

DE LA VITALITÉ GÉNÉRALE

Qui s'est établie par l'une ou par l'autre vie.

Si la préférence avec laquelle la déperdition, lente et graduelle, de la vitalité générale s'établit par la vie végétale ou de nutrition, comparativement à la vie animale ou de relation, nous oblige à commencer la présente des quatre divisions des maladies de cette espèce dont nous avons à nous occuper, par l'étude de celles de ces affections siégeant dans la première de ces deux fractions du corps; la conséquence que la propagation régulière de cette lésion successive de l'une et de l'autre vie finit par avoir sur tels de leurs tissus ou de leurs appareils, nous commande de terminer cette première division de ces maladies par l'étude de celles de ces affections occupant ces derniers siéges.

Aussi, la présente division contiendra-t-elle : 1° les maladies dépendant de la déperdition de la vitalité générale ayant débuté par la partie de l'organisme dite végétale ou de nutrition, mais limitée à elle seule; 2° les maladies dépendant de la déperdition de la vitalité générale ayant commencé par la partie de l'organisme dite animale ou de relation, mais limitée à elle seule; 3° les maladies dépendant de la déperditition de la vitalité générale survenue par l'un ou par l'autre de ces grands rouages de l'économie, mais ayant gagné les tissus communs et les appareils les plus importants des deux vies.

CHAPITRE PREMIER.

DIMINUTION

DE LA VITALITÉ HUMAINE

*Débutant par la fraction de l'organisme
dite végétale ou de nutrition.*

En débutant par la fraction du corps plus spécialement départie à la vie végétale ou de nutrition, la diminution de la vitalité humaine peut paraître n'influer que sur le système le plus moléculaire de cette même vie, ou bien avoir envahi ceux de ses organes ou de ses groupes organiques dont les fonctions sont moins cachées; phases diverses de cet élément morbide que nous étudierons séparément, en les classant, autant que nous le pourrons, d'après leur ordre habituel de succession.

ARTICLE I.

AFFAIBLISSEMENT

DE LA VIE VÉGÉTALE OU DE NUTRITION

Borné à son système le plus intime.

Lorsque l'affaiblissement de l'économie débute par la vie végétale ou de nutrition pour se borner à son système le plus intime, nous voulons dire celui de la calorification intersticielle, de la nutrition moléculaire, des sécrétions et excrétions parenchymateuses, il occasionne un état pathologique qui ressemble, on ne peut davantage, à l'affection vulgairement appelée fièvre lente, et dont nous lui conserverons, parfois, la dénomination, afin de ne pas répéter aussi souvent la périphrase formant le titre de cet article ou les périphrases ses analogues.

Par la même raison, nous allons décrire cet état pathologique sous cette dénomination.

Fièvre Lente.

Les personnes souffrant de cette fièvre lente, éprouvent, par intervalles, un sentiment insolite de froid ou de chaleur, sans s'être exposées à une température soit basse soit élevée ; leur peau, habituellement terne et sèche, se colore et transpire, de temps en temps, sans causes appréciables ; leurs urines, tantôt abondantes, tantôt rares, sont claires dans le premier cas, épaisses dans le second, sans plus de motifs apparents ; leur pouls, d'ordinaire petit et lent, mais régulier, se désharmonie avec facilité.—A ces altérations fonctionnelles qui signalent le début du mal, ne tardent pas à s'ajouter des phénomènes qui en complètent l'ensemble. Ce sont, d'abord, un appétit et une soif variables, des digestions dérangées, des selles irrégulières. Peu après, la tête devient embarrassée, le cœur troublé, la respiration gênée avec ou sans toux, le sommeil mauvais.—Puis, l'embonpoint diminue, les forces chancellent, un malaise général se fait sentir ; et le visage est altéré, le cerveau paresseux, le moral inquiet.— Indépendamment de ces symptômes, communs aux deux sexes, il peut exister chez les femmes du dérangement dans la menstruation, associé ou non à des pertes-blanches.

Les caractères généraux de cette fièvre lente, peu nombreux par eux-mêmes quand on envisage cette affection dans toute sa simplicité, présentent des variétés infinies selon la constitution des sujets qu'elle atteint et le degré auquel ils se trouvent frappés. En effet, quelques-uns se plaignent plus spécialement d'un froid général ; ce froid est éprouvé par un plus grand nombre seulement aux pieds ; cette diminution du calorique inné n'est guère ressentie par d'autres qu'aux genoux, qu'au dos des mains. Il y a de ces malades, au contraire, qui accusent une chaleur particulière dans tout le corps ; cette chaleur est ressentie par certains uniquement au visage ; cette augmentation du calorique vital n'est pour-ainsi-dire éprouvée par d'autres qu'à la paume des mains, qu'à la plante des pieds. Tandis que le teint de plusieurs de ces sujets s'offre blême, terreux ; le teint de quelques-uns paraît animé, luisant. Si, chez la plupart, la peau conserve une sécheresse dont le degré peut rendre l'épiderme de certains d'entre eux presque rude ; chez un petit nombre, c'est d'une transpiration qui la laisse presque humide, que le tégument externe se recouvre. Mêmes anomalies dans les urines, puisqu'il est de ces malades qui éprouvent le besoin pressant d'en rendre, en abondance, de limpides et comme aqueuses ; au lieu que d'autres ressentent à peine le besoin d'en évacuer de petites quantités, qui sont troubles et comme bourbeuses. Au sujet du pouls, s'il conserve, dans la majorité des cas de cette fièvre lente, ses caractères pathognomoniques de petitesse, de lenteur et de régularité ; il acquiert parfois, dans un petit nombre, une force, une fréquence et une irrégularité tout-à-fait spéciales. — Mais ce n'est pas seulement dans les phénomènes primitifs de cette affection qu'on remarque de nombreuses variétés ; on en remarque aussi dans ses phénomènes secondaires. L'appétit reste pour-ainsi-dire naturel, ou bien il augmente ou diminue un peu ; et la soif se fait à peine sentir, ou bien elle est assez prononcée.

La digestion, plus généralement lente que rapide, s'accompagne d'aigreurs, de vents, symptômes que suit du gonflement à l'épigastre et même à lombilic ; et les garde-robes, plus communément rares que fréquentes, n'ont pas lieu sans fatigues, accompagnées de chaleur et de cuisson locales qui peuvent persister. Il y a encore des pesanteurs, et même des maux de tête ; des palpitations, et même des douleurs de cœur ; une respiration incomplète, et aussi de l'oppression, soit sans toux, soit avec toux, suivie ou non d'une légère expectoration ; plus, de l'insomnie remplie par des pensées involontaires, ou bien de la somnolence entremêlée de rêves décousus.—Ces malades finissent par atteindre un amaigrissement assez tranché, par voir leurs forces subir un décroissement proportionnel, et par ressentir dans diverses régions de leur être des douleurs vagues. Ils finissent aussi par avoir les traits défaits et l'air souffrant, par perdre de leur aptitude intellectuelle, et par se laisser aller à l'inquiétude.— En outre, les personnes du sexe ont, pour la plupart, les menstrues avancées, mais plus ordinairement retardées, avec augmentation, mais plus ordinairement aussi diminution, de ce flux périodique qui, dans ces cas, est suivi, en général, de sécrétion leucorrhéïque, à un degré variable.

ARTICLE II.

AFFAIBLISSEMENT

DE LA VIE VÉGÉTALE OU DE NUTRITION

Étendu aux organes ou aux groupes organiques de cette même vie.

Par les caractères que nous venons de relater, se traduit, et par le traitement que nous exposerons, se dissipe la diminution de la vitalité ; tant que cette altération ne s'étend pas au-delà de l'appareil moléculaire le plus lié à l'entretien de la vie végétale ou de nutrition. Mais ces symptômes pathognomoniques de cette lésion, ne se présentent pas les mêmes, et ces remèdes cessent d'être suffisants lorsque la maladie, au lieu de rester limitée aux éléments primitifs, s'est propagée aux appareils fonctionnels qui sont en rapports, plus ou moins intimes, avec cette trame première.

Abordons les plus communes de ces propagations normales, et assez rapides à se former, de l'affaiblissement de l'organisme ayant débuté par cette vie ; et affectons à chacune d'elles un paragraphe spécial, dont le titre exprimera le siége le plus manifeste du mal et son nom vulgaire, comme nous venons de le faire dans l'étude de la fièvre lente.

Paragraphe Iᵉʳ.

ESTOMAC.

Gastrite.

Après avoir commencé par la vie végétale ou de nutrition, l'affaiblissement du corps influence-t-il, d'une façon plus particulière, l'estomac, il crée une gastrite dont voici le tableau.

Les sujets atteints de cette gastrite, ressentent plus fréquemment que dans la fièvre lente dont j'ai donné la description, les alternatives anormales de froid et de chaleur mentionnées; ainsi que celles de sécheresse et d'humidité à la peau, dont la teinte change, en général, plus inopinément aussi. Chez eux, variations, plus répétées également, dans la quantité et la nuance des urines, comme dans le rhythme du pouls. — Mais la soif et l'appétit de ces sujets sont autrement anormaux que dans cette affection, car, au lieu d'être seulement variables, ces sensations peuvent se montrer, soit nulles, soit excessives, avec une langue mince ou épaisse, pâle ou foncée, nette ou sale; et elles s'accompagnent de langueurs d'estomac qui, coïncidant le plus souvent avec de la chaleur épigastrique, se calment par l'ingestion des aliments et des boissons, ou se changent par leur présence en pesanteur; et cela, d'après le degré du mal, d'après la constitution individuelle. Les digestions aussi sont chez ces malades plus dérangées, puisque lentes et produisant, outre de la salivation, des nausées, et même des vomissements formés de matières diverses, elles ne se font pas sans affaissement, mais de préférence ballonnement, à l'épigastre; région qui, en dehors de cet acte, reste, par suite des circonstances, plutôt bombée qu'aplatie, et plutôt insensible que douloureuse. Pour les évacuations intestinales, qui subissent à proportion des anomalies non moins remarquables, elles sont entrecoupées de constipation ou de diarrhée. — Ces sujets accusent encore, plus fréquemment aussi que dans la fièvre lente en question, des maux de tête particuliers, des palpitations subites, des oppressions passagères, avec ou sans l'espèce de toux et d'expectoration qui leur est propre; et ils ont le sommeil bien plus troublé. En outre, tous sont maigres et affaiblis à un degré plus prononcé; et ils endurent une infinité de malaises, mais qui n'ont, communément, aucune fixité. Enfin, ils deviennent tristes, peu disposés à travailler, et plus ou moins impressionnables; sans compter que les femmes voient leurs règles varier encore plus que dans cette dernière affection, et qu'elles éprouvent presque toutes des fleurs-blanches.

Mais ce groupe des symptômes constitutifs de cette gastrite, n'est pas constamment uniforme chez les diverses personnes affectées de ce mal. Aussi, observe-t-on que le froid existe modéré ou presque glacial, et la chaleur peu sensible ou brûlante pour ainsi dire; que la peau acquiert une aridité qui la rend comme chagrinée, ou fournit une sueur qui, au contraire, la laisse lisse et souple; que la couleur de ce tégument ne diffère guère de la couleur normale, ou devient jaune, olivâtre, nuances qui peuvent passer, momentanément, au pourpre, au violet; que tantôt rares, tantôt fréquentes, et limpides ou troubles, en général, les urines forment un dépôt glaireux dans quelques cas, sableux dans d'autres; que petit, lent, mais régulier d'ordinaire, le pouls est, par temps, fort, précipité et déréglé.—D'autres variétés plus importantes s'offrent également à l'observation. La bouche est sèche, humide ou simplement pâteuse, ainsi que fade, salée ou avec un goût de sang; dernier symptôme aussi rare que les précédents sont communs. La soif, inconnue à quelques sujets, devient pour plusieurs d'entre eux continuelle, inextinguible. L'appétit, qui ne se fait jamais sentir chez certains, parmi lesquels on en trouve que l'instinct de conservation, seul, porte, de loin en loin, à prendre de la nourriture, se renouvelle, au contraire, à de courtes distances chez d'autres, parmi lesquels on en rencontre qui ne peuvent surmonter la répugnance qu'ils ont pour toute espèce d'aliments et de boissons. En outre, tous se plaignent de langueurs d'estomac, plus ou moins prononcées et répétées, auxquelles se joint chez plusieurs un poids, plus ou moins considérable, à l'épigastre avec, assez ordinairement, des pulsations; et ces langueurs d'estomac se compliquent, chez certains, d'une ardeur comparée par tels d'entre eux à celle que produirait un brasier. Pendant que quelques malades voient ceux de ces derniers symptômes dont ils sont plus spécialement affectés, diminuer et même se dissiper tout-à-fait après avoir pris de la nourriture ; sa présence les entretient, même les augmente considérablement chez la plupart. Pour les digestions, toujours longues dans cette gastrite, si elles se bornent, tantôt immédiatement, tantôt plusieurs heures après l'ingestion des aliments ou des boissons, à occasionner chez les malades peu attaqués, outre une salivation parfois aussi abondante qu'insupportable, soit des aigreurs plus ou moins soutenues, soit des renvois plus ou moins réitérés; ce sont des tranchées, des vomissements, que ces digestions produisent chez les sujets gravement atteints. Si les tranchées auxquelles ces derniers malades sont habitués, et qu'accroît la moindre compression, voire celle due aux vêtements, ne reparaissent pas toujours chez quelques-uns à la suite de chaque substance ingérée; elles ne manquent jamais de la suivre chez tous les autres, dont elles peuvent faire de vrais martyrs. Même remarque à l'égard des vomissements qui, rares dans quelques cas, mais plus fréquents dans un grand nombre d'autres, sont inséparables de toute ingestion d'aliments ou de boissons. Non moins variables par leur nature, les vomissements sont glaireux avec ou sans acidité dans des cas, et paraissent bilieux avec un goût amer dans d'autres; mais, en la première ainsi qu'en la seconde circonstance, ces vomissements ont lieu sans mélange de ces aliments ou de ces boissons, alors même qu'ils s'effectuent aussitôt qu'on a achevé le repas, ou bien encore dans le courant du repas. Parfois, au contraire, ces vomissements se composent presque exclusivement de la nourriture ingérée, laquelle est souvent à peine chymifiée, nonobstant le long séjour qu'elle peut avoir fait dans l'estomac. C'est du sang, mêlé à l'une ou à l'autre de ces matières, et même pur, que, chez quelques personnes atteintes de la maladie en question, cet organe rejette pendant l'acte digestif. C'est telle ou telle espèce de substance nutritive, liquide, mais plutôt solide, dont, chez quelques sujets, le ventricule se débarrasse de suite ou seulement plusieurs heures après qu'elle a été prise ; voire encore le troisième, le quatrième, le cinquième jour, comme par une sorte de triage et malgré l'obstacle que tous les repas subséquents doivent apporter à l'accomplissement de ce phénomène. L'événement était si raisonné de la part de l'estomac dans l'un des cas auxquels je fais allusion, qu'après m'en être rendu compte, il me fut possible d'obtenir parfois qu'il l'opérât, pour les solides du moins, conformément à l'expérimentation que j'en fis à plusieurs reprises, dans le but de m'assurer si j'avais justement apprécié la loi qui régit cet acte pathologique. Mais, quelles que soient

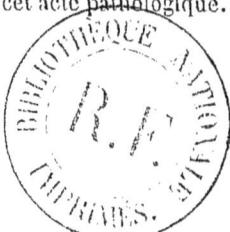

2

la nature des vomissements, leur rareté ou leur fréquence, ainsi que leur promptitude ou leur lenteur, ils peuvent survenir soit d'eux-mêmes soit seulement après avoir été provoqués par la volonté des malades. Dans l'une et dans l'autre circonstances, ils peuvent également s'effectuer avec efforts comme sans efforts, et amener un soulagement plus ou moins immédiat et complet, ou bien n'avoir lieu qu'après des souffrances parfois intolérables, lesquelles aussi se dissipent de suite comme encore persistent plus ou moins. A l'égard du volume que présente le ventre, tandis que l'épigastre de certains sujets conserve une forme assez normale, celui de plusieurs est ballonné, résistant, plutôt qu'affaissé; chez quelques-uns, cette région devient en outre bosselée. Mais ce ballonnement, cette rénitence, ces saillies, considérables parfois, peuvent ne pas exister uniquement dans la partie de l'abdomen occupée par l'estomac; lequel, parfois aussi, fournit alors, pour peu qu'on l'agite, la sensation d'un liquide ballotté au milieu d'une masse de gaz : ces derniers symptômes s'étendent plus ou moins aux régions voisines, en se continuant même dans l'intervalle des digestions, mais assez généralement sans la douleur qui, d'ordinaire, accompagne lesdits symptômes pendant la durée de cette fonction. Pour les garde-robes, toujours irrégulières dans cette maladie, elles sont tantôt rares et dures, tantôt fréquentes et molles; quelquefois rendues sans trop de difficultés, mais le plus souvent précédées de grands efforts. — Comme cette gastrite peut ne pas se borner à ces diverses modifications, quelque nombreuses qu'elles soient, je vais en rapporter d'autres. Ce sont des douleurs cérébrales qui, rarement habituelles, surviennent de temps à autres; des battements de cœur qui, aussi peu constants, se montrent, de même, par intervalles; une difficulté de respirer, dont l'apparition a lieu, se dissipe et revient à des époques plus ou moins éloignées, et se trouve suivie d'une toux dont les accès, aussi peu réguliers que durables, se font sans expectoration ou provoquent la sortie de quelques crachats muqueux, glaireux; un sommeil entremêlé de rêves qui peuvent être aussi multipliés que fatigants. De plus, l'amaigrissement, commun à tous ces sujets, peut devenir excessif; et la faiblesse, aussi généralement répandue, ne permet pas toujours à quelques-uns de se livrer au moindre exercice. En outre, divers points de leur être sont soumis à des sensations qui, aussi supportables que fugaces dans le plus grand nombre des cas, deviennent, dans certains autres, des souffrances d'autant plus pénibles qu'elles durent alors davantage. Enfin, il peut arriver que la tristesse qui les domine, passe presque à l'état de morosité; que le peu de disposition qu'ils ressentent pour tout travail de corps ou d'esprit, devienne presque de l'incapacité; et que la facilité avec laquelle ils sont impressionnés, les rende d'une susceptibilité aussi désagréable pour eux-mêmes que pour ceux qui les approchent : sans oublier que les époques menstruelles, presque toujours retardées et diminuées, sont généralement précédées, accompagnées ou suivies de leucorrhée, même excessive.

Paragraphe II.

INTESTINS.

Entérite.

C'est-il aux intestins que l'état morbide général sus-étudié, se propage, il occasionne l'entérite que nous allons dépeindre.

Les malades qui portent cette entérite, éprouvent dans quelques-uns des symptômes caractéristiques de la gastrite dont je viens de traiter, les différences qui suivent : La soif et l'appétit, tout aussi viciés que dans cette maladie, s'accompagnent, au lieu de langueurs d'estomac, de malaises intestinaux, avec chaleur plutôt que sans chaleur, et qui se calment de suite ou peu après l'arrivée soit des aliments soit des boissons dans cet organe ; tantôt pour ne plus reparaître avant que le besoin de se nourrir ou de se désaltérer se fasse sentir de nouveau, tantôt pour se réveiller dès que la substance, solide ou liquide, qui a été ingérée, chemine le long des intestins. Les digestions, tout aussi pénibles, occasionnent, deux ou trois heures, en général, après qu'on a mangé, après qu'on a bu, des coliques avec ou sans borborygmes, au lieu d'aigreurs, de rapports ou de vomissements ; et la rétraction, mais plus généralement le météorisme qui suit cette fonction, plutôt que d'occuper d'une manière plus particulière l'estomac, existe surtout à l'ombilic, région qui, ainsi que nous l'avons vu pour celle de l'épigastre dans la gastrite en question, peut par intervalles, même en dehors de l'acte digestif, s'affaisser, mais plus habituellement faire saillie. A l'égard des évacuations alvines, encore plus anormales que dans cette maladie, elles ne se font, d'ordinaire, qu'après constipation en entraînant ou non des mucosités, ou bien que par dévoiement suivi ou non d'ardeur ressentie au dos.

De même que les symptômes constitutifs de la gastrite étudiée, ne se montrent pas toujours uniformes chez toutes les personnes atteintes de ce mal, les symptômes caractéristiques de cette entérite, offrent plus ou moins de diversité. Ainsi, la soif est aussi fatigante chez quelques sujets qui parviennent difficilement à l'étancher, que l'appétit se montre impérieux chez quelques autres qui n'osent pas le satisfaire, tant ils redoutent les souffrances qu'amène la présence des moindres ingesta dans les intestins. Ainsi, les malaises ressentis dans cette partie des organes abdominaux, alors même qu'ils sont vides, à peine perçus par beaucoup de ces malades, deviennent intolérables pour certains. Ainsi encore, les coliques, occasionnées par la digestion, restent très-supportables pour plusieurs, tandis qu'elles acquièrent de l'intensité chez certains autres qui les voient s'accompagner de flatuosités, dont les déplacements subits sont entremêlés de bruits, même assez forts : ces derniers sujets comparent la douleur qui résulte de ces coliques, à une véritable torsion, que la plus légère pression exaspère. De plus, pendant que la rétraction, mais surtout le météorisme qui existe avec ces souffrances, se manifeste peu sensible chez quelques-unes de ces personnes ; chez d'autres la région intestinale est affaissée, mais plutôt distendue outre mesure. En-

fin, tandis encore que les garde-robes n'ont lieu, chez tels de ces sujets, que de loin en loin, avec excrétion plus ou moins abondante de
glaires, qui peuvent se trouver mêlées à du sang ; les selles se produisent, chez tels autres, cinq, dix, quinze fois, sinon davantage, dans
la journée, et avec des cuissons mordicantes plutôt que sans ces
cuissons.

Paragraphe III.

Foie.

Hépatite.

La diminution de la vitalité de l'ordre auquel je fais allusion,
influence-t-elle le foie, elle engendre l'hépatite qui va être dé-
crite.

Les sujets qui souffrent de cette hépatite, présentent dans les symptômes de la gastrite et de l'entérite étudiées, quelques modifications.
La peau reste sèche, et le teint verdâtre ; les urines sont d'une nuance
citrine ; la langue est jaune, et la bouche amère. De plus, il existe au-
dessous des fausses-côtes droites, de l'embarras, accompagné ou non
d'empâtement, de chaleur, et qui se dissipe immédiatement après l'ingestion de la nourriture, pour ne plus reparaître avant que le sentiment, soit de la faim, soit de la soif, ait lieu, ou bien pour se renouveler, avec ou sans vomissements, dès que les parties assimilables des aliments ou des boissons, charriées par l'absorption, traver-
sent cet organe. En outre, la constipation est habituelle.

Ainsi que les symptômes caractéristiques de la gastrite et de l'entérite mentionnées, les symptômes constitutifs de cette hépatite n'ont
pas toujours une égale intensité. La sécheresse de la peau peut être
à peine sensible, ou rendre ce tégument très-rugueux ; sa teinte, plus
ou moins verdâtre, peut aller jusqu'à celle cuivrée ; la nuance citrine
des urines devient parfois safranée ; et, de même que l'enduit jaune
de la langue paraît souvent tout-à-fait vert, le goût d'amertume
qu'elle transmet, acquiert souvent le degré du fiel. A l'égard de l'embarras existant au foie, il peut se changer en douleur, même aiguë,
avec tension et ardeur, même considérables : sensations morbides
qui, sous l'influence de la digestion, se dissipent en entier, ou s'accroissent jusqu'à produire des souffrances atroces, plus ou moins
prolongées, et terminées quelquefois par des vomissements. A l'é-
gard de la constipation, si, au lieu de se borner à durer deux ou trois
jours, ainsi qu'elle dure d'habitude dans cette maladie, elle persiste
six, douze, dix-huit jours et davantage ; dans ces cas extrêmes elle
se relâche, par moments, de sa ténacité pour livrer passage à un flux
de bile cuite et âcre.

Paragraphe IV.

Reins.

Gravelle.

Quand le mode pathologique général dont il est question, porte
son action sur les reins, il s'ensuit la gravelle ci-après relatée.

Dans cette gravelle, le sujet rend une urine qui dépose habituellement une matière crayeuse, et dont la quantité augmente alors qu'il éprouve un trouble plus considérable que d'ordinaire dans la calorification, les sécrétions cutanée, intestinale et même pulmonaire, ou bien dans la sensibilité générale...; alors surtout que ce trouble est ressenti dans toutes ces fonctions à la fois.

Cette gravelle n'offre pas toujours ses symptômes uniformes. Et, d'abord, il peut arriver que les urines ne se montrent guère plus fréquentes qu'à l'état normal, ou bien qu'elles aient lieu plus ou moins réitérées. Ensuite, elles peuvent être à peine troubles, ou bien encore avoir plus ou moins perdu de leur transparence. Il n'est pas rare aussi de les voir tout à la fois, et se montrer avec cette fréquence, et avoir lieu avec cette altération dans leur limpidité. Pour ce qui a trait à la matière crayeuse qui forme le caractère pathognomonique de cette gravelle, si les variétés que cette production morbide peut présenter, se bornent, à l'égard de son aspect, à un peu plus ou à un peu moins de coloration, de consistance, de liaison entre ses molécules propres : les variétés de sa quantité ont plus d'extension : cette quantité, en effet, presque imperceptible dans des cas, est très-apparente dans d'autres, au nombre desquels on en rencontre où elle se sécrète assez abondante. Ajoutons que si le désordre ressenti, d'habitude, par ces malades dans la chaleur générale, dans les sécrétions de la peau, des intestins et aussi des poumons, comme encore dans la sensibilité..., est à peine marqué ; il peut devenir, parfois, considérable.

Paragraphe V.

Vessie.

Catarrhe Vésical.

La fièvre lente dont il a été traité, intéresse-t-elle la vessie, elle fait naître le catarrhe vésical dont voici la description.

Les caractères de ce catarrhe de la vessie, sont des envies d'uriner répétées, durant l'intervalle desquelles il y a une sorte de pesanteur à l'hypogastre. De la démangeaison, au gland chez l'homme, aux grandes lèvres chez la femme, précède la cuisson qui est occasionnée par le passage d'urines troubles plutôt que claires, et assez abondantes; cuisson qui continue à se faire sentir, pendant quelques instants, après leur émission. — De plus, les malades qui souffrent de ce catarrhe vésical, ont, de temps en temps, des frissons ou une chaleur vaporeuse, la peau sèche ou humide, le pouls faible ou irrégulier ; ils sont même d'une sensibilité inquiète...

Ces caractères de ce catarrhe vésical présentent certaines variétés. Ainsi les envies d'uriner, au lieu de ne se renouveler qu'à une certaine distance les unes des autres, sont parfois incessantes ; et la pesanteur qui existe à l'hypogastre dans l'intervalle de leur émission, peu marquée d'habitude, existe exceptionnellement prononcée. Ainsi encore, la démangeaison à l'extrémité de l'urètre qui, non-seulement précède la cuisson occasionnée par le passage des urines, mais aussi s'entretient quelques instants après leur sortie, à peine sensible d'ordinaire, peut devenir fatigante; et cette cuisson, d'un degré médiocre pour le plus souvent, ne laisse pas que d'en atteindre quelquefois un plus élevé. Pour la nuance de ces urines, si la plupart du temps elle n'est que trouble et comme nuageuse; en certains moments elle est épaisse et comme bourbeuse. — Quant au degré d'altération que les

personnes atteintes de ce catarrhe de la vessie éprouvent, par intervalles, dans la calorification, la sécrétion cutanée, la force et le
rhythme du pouls, ainsi que dans la sensibilité générale..., assez peu
tranchée ordinairement pour qu'elles ne s'en plaignent pas, il est tel
parfois, que ces personnes ne cessent d'attirer l'attention du médecin sur l'état anormal de ces fonctions.

Paragraphe VI.

RECTUM.

Hémorrhoïdes.

Lorsque c'est le rectum qu'atteint la fièvre lente étudiée, elle
entraîne les hémorroïdes dont les caractères suivent.

Les symptômes spéciaux de ces hémorrhoïdes consistent en des
engorgements sanguins, de volume peu saillant, de forme variqueuse
et de nuance bleuâtre; lesquels, occupant la région inférieure de l'intestin rectum, ne fournissent aucun écoulement sensible, ou laissent,
par temps, suinter soit des mucosités soit du sang; lesquels aussi, siégeant à l'intérieur plutôt qu'à l'extérieur de cette région, gênent plus
ou moins la défécation, et s'accompagnent, par intervalles, de picotements, même de cuissons à l'anus. — Ces symptômes sont concomi-
tants d'une constipation qui est devenue habituelle, après avoir été
précédée, durant plus ou moins de temps, par du désordre dans la
calorification, les sécrétions, la nutrition, et dans la sensibilité générale, par du désordre aussi dans la digestion, la circulation, la respiration, et dans les fonctions cérébrales. De plus, le teint de ces hémorrhoïdaires, naturellement pâle ou jaune, paraît terne.....
Ces caractères particuliers de ces hémorrhoïdes varient assez. Ainsi,
l'engorgement sanguin qui les constitue, est simple ou multiple; le
peu de saillie que fait son volume, est presque égale ou très-inégale;
l'aspect variqueux de sa forme prend, en quelques points de son
étendue, l'aspect olivaire; et sa couleur bleue, s'offre parfois rougeâtre. Ainsi encore, si le suintement muqueux ou sanguin que cet engorgement hémorrhoïdal laisse transsuder, est faible dans la majorité
des cas, il est assez abondant dans quelques-uns; et, si c'est rarement que ce dernier symptôme apparaît chez la plupart de ces malades, il se réitère davantage chez certains d'entre eux. Pour l'étendue
occupée par cet engorgement, au lieu d'être bornée à l'orifice de
l'anus, il arrive qu'elle gagne un peu en deçà de cette ouverture.
Pour la défécation, elle est à peine gênée par cet engorgement; ou
bien elle peut, à cause de sa présence, s'opérer douloureuse. Si le
sentiment de démangeaison et même d'ardeur, dont cette fonction
s'accompagne, n'est éprouvé que de loin en loin par le plus grand
nombre de ces malades; il ne laisse pas que de se renouveler assez
souvent chez certains d'entre eux. A l'égard de l'habitude de constipation que tous ces hémorrhoïdaires accusent, peu prononcée ordinairement, elle a lieu parfois assez considérable. — Nous avons encore
à noter que l'existence des troubles fonctionnels généraux qui précèdent ces hémorrhoïdes, est, au moins, de date éloignée, lorsqu'elle
n'en a pas une très-ancienne; et que, si le visage de presque toutes
les personnes atteintes de cette maladie est d'une nuance terne, celui
d'un petit nombre d'entre elles en a une terreuse.

Paragraphe VII.

Ensemble du Cerveau.

Douleurs Cérébrales ou Maux de Tête.

L'affaiblissement de l'économie qui s'est établi par la vie végétale ou de nutrition, porte-t-il, de préférence, son action sur l'ensemble du cerveau, il en résulte des douleurs cérébrales ou maux de tête dont voici le tableau.

Ces maux de tête se traduisent par des douleurs frontales, superficielles ou profondes, et primitivement intermittentes, mais ensuite à peine interrompues. Elles sont légères ou intenses, momentanées ou bien durables, et sourdes le plus souvent, mais aiguës quelquefois. Elles sont aussi calmées ou accrues, d'après le degré du mal, par le travail d'esprit, même par les fatigues physiques, ou simplement par l'acte digestif. A ces douleurs se joignent de la diminution dans la puissance de l'intelligence, l'étendue de la mémoire, la portée de la vue, la finesse de l'ouïe, la délicatesse du toucher, ainsi que de la somnolence; à moins que le sujet qui les accuse, ne se trouve en proie à un accès de souffrances. A ces douleurs se joignent aussi du ralentissement dans le rhythme de la respiration et de la circulation, ainsi que de l'accablement musculaire; à moins encore que le malade ne se trouve agité par un surcroît de mal. — En outre, ces symptômes sont toujours précédés d'un trouble, presque permanent, dans la chaleur animale, la sueur, les urines, la digestion...., lequel a une existence bien antérieure à la leur; ils sont encore suivis fréquemment d'un trouble, non moins habituel, dans la sensibilité générale, la physionomie propre aux personnes qui les présentent à l'observation....

Ces caractères distinctifs de ces maux de tête ne sont pas uniformes chez tous les sujets. En effet, la douleur, au lieu de borner son siége à la partie moyenne du front, de ne pas s'élever au-delà de sa zône sus-orbitaire, peut occuper toute l'étendue de cette région, et même en dépasser les limites. Au lieu aussi de rester assez extérieure pour que les malades qui l'éprouvent, la localisent dans les téguments dont cette partie du corps est revêtue; il arrive à cette douleur de devenir intérieure à ce point, que ces malades l'accusent dans les os que ces téguments recouvrent, et même dans la fraction du cerveau qui leur correspond. Au lieu encore de ne se montrer que de loin en loin, ainsi que dans le principe de sa formation, il n'est pas rare de voir cette sensation exister permanente, et, le plus souvent, avec redoublements. Cette douleur, plutôt que de persister supportable, même lorsque son état, le plus ordinaire, de simple tension, de simple embarras, de simple empâtement, se change en état, accidentel, de pulsations, d'élancements, de déchirements, peut se développer atroce. Plutôt aussi que de se dissiper rapidement dans les cas où elle n'est pas habituelle, cette douleur persiste plus ou moins. Plutôt encore que de se conserver peu aiguë pendant toute sa durée, cette sensation revêt de prime-abord un caractère d'acuité qu'elle ne quitte guère. C'est lorsque ces maux de tête sont bornés à la région frontale, moyenne ou sourcillière, ne dépassent pas l'épaisseur des tissus mous qui recouvrent ces parties, ne reviennent que rarement; ou bien quand, en conservant leur carac-

tère bénin de tension, de gêne, d'empâtement, ils restent légers, passent avec rapidité, sont peu vifs, que l'exercice, l'étude, voire la digestion, les diminue, les dissipe, même si l'action musculaire est assez
prolongée, si l'occupation intellectuelle est assez soutenue, si l'alimentation a été assez copieuse. C'est lorsque ces maux de tête occupent la totalité du front, et surtout gagnent ses parties voisines, cor-
respondent aux os, et surtout au cerveau, se font sentir continuels,
et surtout avec exacerbations ; ou bien quand, se changeant en pulsations, élancements, déchirements, ils deviennent insupportables,
sont durables, se conservent intenses, que l'occupation intellectuelle,
l'action musculaire, voire l'acte digestif, les augmente, les redouble,
même si le travail d'esprit est peu soutenu, si l'exercice de corps est
peu prolongé, si les organes abdominaux ont peu à faire. J'ai dit qu'à
ces douleurs se joignaient de la diminution dans la puissance de l'intelligence, l'étendue de la mémoire, la portée de la vue, la finesse de
l'ouïe, la délicatesse du toucher, ainsi que de la somnolence. Chez
ces malades, en effet, le cerveau devient paresseux, impropre à méditer; la mémoire perd de son étendue, se montre infidèle; l'œil s'af-
faiblit, se trouble même; l'oreille n'est plus sûre, s'endurcit presque;
le toucher s'émousse, erre parfois; et le besoin de dormir devance
l'heure habituelle, se prolonge au-delà du réveil accoutumé, se fait
ressentir dans le courant de la journée. Mais, ces sujets sont-ils sur-
excités par un surcroît de mal, la scène peut changer, momentanément
toutefois : ainsi, il arrive alors que les facultés intellectuelles deviennent puissantes, que les souvenirs se retracent exacts, que chaque
sens recouvre sa rectitude première; état, accidentel, d'éréthisme qui
recule le moment où de coutume vient le sommeil, qui ne le laisse
pas toujours calme. J'ai dit également qu'à ces douleurs s'ajoutaient
du ralentissement dans le rhythme de la respiration et de la circulation, ainsi que de l'accablement musculaire : chez ces sujets, en effet,
l'inspiration est incomplète, l'expiration se passe inaperçue; les mouvements du cœur sont faibles, rétrécis, avec de la dyspnée plutôt
que sans dyspnée; et le besoin de repos, celui d'inaction, se réitère,
a lieu permanent pour-ainsi-dire. Mais, ces malades se trouvent-ils
en proie à un accès de souffrances, les choses peuvent prendre une
allure opposée, pour un temps limité à vrai dire : ainsi, il arrive alors
que la poitrine dilate ses parois, active ses mouvements; que le cœur
élargit ses cavités, précipite ses contractions, et, pour l'ordinaire, avec
un sentiment de bien être, durant lequel les forces générales sont
moins affaissées, se relèvent même pendant quelques instants. —
Pour être moins saillante que dans les symptômes précédemment étu-
diés, la non-uniformité du trouble, presque continuel, qu'on observe
dans la chaleur animale, la sueur, les urines, la digestion des malades
atteints des douleurs de tête en question, n'en existe pas moins réelle.
La preuve, c'est que ces malades éprouvent des frissons passagers
ou assez persistants, légers ou prononcés, tantôt généraux et tantôt
partiels, ou bien des chaleurs non moins variables eu égard à leur
durée, à leur intensité, aux régions du corps sur lesquelles elles se
font ressentir; c'est que leur peau paraît sèche, aride même, ou bien
humide, ruisselante, par intervalles; c'est que leur vessie se contracte,
rarement ou fréquemment, pour rendre beaucoup ou peu d'urine,

soit claire, soit trouble; c'est qu'enfin, leurs organes digestifs appètent par moments, repoussent dans d'autres, les aliments, les boissons, substances sur lesquelles ces organes agissent d'une manière plus ou moins anormale, tant pour en préparer l'assimilation intime, que pour en rejeter les résidus impropres à la nutrition. Même remarque à propos du peu d'uniformité qui a lieu dans le trouble, non moins constant, qui se passe dans la sensibilité générale, dans la physionomie propre aux personnes affectées de ces douleurs de tête; car, délicate ou obtuse, étendue ou restreinte, cette sensibilité les laisse, à un degré qui varie, impressionnables, insensibles; car, mobile ou impassible, agitée ou calme, cette physionomie traduit assez exactement l'état, plus ou moins maladif, de leurs nerfs, de leur esprit, de leur âme.

Paragraphe VIII.

Cœur et Troncs Artériels.

Anévrisme.

L'affaiblissement que nous entendons désigner, attaque-t-il, d'une manière plus directe, le cœur, les grosses artères, il produit un anévrisme que nous allons décrire.

Dans cet anévrisme les malades, dont le visage est plutôt terne que jaune ou violacé, accusent, plutôt aussi par intervalles que d'une manière continue, des mouvements désordonnés dans la région du cœur, à celle épigastrique, aux parties latérales du cou, comme dans tels autres points du corps; avec ou sans douleur précordiale; avec ou sans infiltration des jambes et bouffissure de la face. — Outre ces symptômes spéciaux, ces malades ont l'estomac dérangé plus ou moins, et même la tête embarrassée.

Ces mouvements anormaux, qui sont classés sous le terme générique d'anévrismes, et prennent la dénomination plus particulière de palpitations quand ils se passent dans le cœur, de battements lorsqu'ils ont lieu au tronc cœliaque ou épigastrique, de pulsations si c'est dans les carotides ou dans telles autres artères principales qu'ils se manifestent, varient beaucoup selon les sujets qui en sont atteints; ainsi que les phénomènes secondaires qu'ils occasionnent plus ou moins nécessairement d'après, soit leur ancienneté, soit leur intensité, ou seulement l'organisation propre de ces sujets. J'en ai traité, en effet, chez lesquels ces mouvements anévrismatiques étaient rares autant que faibles; d'autres, qui les avaient fréquents autant que forts et durables. Il se trouvait même de ces personnes chez lesquelles ces mouvements existaient presque continuels, et redoublaient par la plus légère émotion, par la moindre fatigue, au point d'être perçus à travers les vêtements, d'empêcher ces malades de proférer une seule parole, de les arrêter presque dans leur marche. J'ai traité aussi de ces sujets chez lesquels ces mouvements anévrismatiques se passaient sans complication apparente, quelles que fussent la rareté ou la fréquence de leur retour, la durée plus ou moins prolongée de leur période, la légèreté ou la violence de leur action; d'autres encore qui, par intervalles, voyaient ces mouvements anévrismatiques suivis de malaises précordiaux, de dyspnée mais pure et simple. Il était en outre de ces personnes chez lesquelles ces mouvements avaient lieu, par intervalles aussi, compliqués de douleurs cardiaques plus ou moins vives, d'oppressions plus ou moins suffocantes; et qu'accompagna t une toux, sèche le plus souvent, mais parfois humide, et même suivie de crachats striés de sang. J'ai traité pareillement de ces anévrismatiques dont les chairs conservaient un degré de volume et de consistance assez normal, malgré l'intensité qu'avait acquise leur affection; pendant que d'autres présentaient un état œdémateux des pieds seulement, des membres inférieurs en entier, de ces membres encore, du ventre et des mains, voire même des joues et aussi des paupières, sans que cette complication se soit opposée à ce qu'ils guérissent après un délai plus ou mains long. Rapportés plus spécialement au cœur par quelques-unes de ces personnes, ces mouvements anévrismatiques l'étaient aussi à l'estomac par plusieurs d'entre elles; ils étaient encore accusés le long du cou par un petit nombre, et, en outre, dans les principales artères par certaines de ces personnes, — Terminons en disant que ces anévrismatiques éprouvent, momentanément, des langueurs d'estomac, des renvois et même des vomissements; que, par intervalles aussi, ils éprouvent des pesanteurs de tête, de la paresse intellectuelle et même de la répugnance à fixer leur attention.

Paragraphe IX.

Muqueuse des Voies Aériennes.

Catarrhe Pulmonaire ou Rhume Chronique.

La lésion vitale de l'ordre auquel je fais allusion, se réfléchit-elle sur la muqueuse des voies aériennes, elle donne lieu au catarrhe pulmonaire ou rhume chronique ci-dessous mentionné.

Dans ce catarrhe pulmonaire les malades, qui ont le teint plus ou moins terreux, qui sont à peine ou assez oppressés quand ils parlent, soit quelque temps, soit haut, et particulièrement lorsqu'ils marchent vite ou montent des escaliers, qui, enfin, éprouvent des palpitations proportionnées à cette oppression....; ces malades se plaignent d'avoir à la région antérieure et inférieure du cou, comme encore derrière le haut de l'os sternum, une sorte de chatouillement, bientôt suivi d'une toux qui amène une certaine quantité de crachats, dont la forme, la consistance, la saveur et la nuance sont en rapport avec la constitution des sujets et aussi avec le degré du mal. Ces symptômes qui, d'ordinaire, apparaissent vers le matin, dès que l'on s'agite dans le lit ou seulement lorsqu'on en sort, cessent complètement dans le reste de la journée pour ne revenir que le lendemain à ces moments-là, ou bien ne font que diminuer d'intensité durant le jour pour, après avoir assez généralement discontinué pendant la nuit, reparaître, comme en ce premier cas, dans la matinée suivante, et ainsi, successivement ou par intervalles, selon la gravité de l'affection, la résistance propre au malade.... Ajoutons que ces personnes ressentent de l'inappétence avec ou sans nausées, de la céphalalgie avec ou sans pesanteur de tête, et qu'elles accusent de l'amaigrissement, comme aussi de la lassitude.

Ces caractères généraux de ce rhume chronique varient communément. Il peut se faire, en effet, que le chatouillement ressenti à la région laryngienne, et même aux anneaux supérieurs de la trachee-artère, par tous ces catarrheux, peu sensible chez les uns, soit plus marqué chez les autres. Il peut se faire de même que la toux qui suit ce symptôme, faible chez tels de ces catarrheux, existe plus prononcée aussi chez tels autres. Des différences non moins tranchées sont observées à propos de la matière de l'expectoration que cette toux amène, en petite quantité ou assez abondante. Ainsi, la matière expectorée est de forme filante et quelque peu étendue, ou de forme ramassée, soit par fusion moléculaire, soit par grumeaux, et en volume de peu de dimension. Ainsi, cette matière est de consistance molle et sans grande adhérence ; ou bien de consistance compacte et assez résistante. Ainsi encore l'expectoration est sans saveur ; ou elle en a une, tantôt fade, tantôt salée. Ainsi encore cette expectoration a une nuance aqueuse ; ou elle est d'un blanc, soit mat, soit nacré ; ou bien elle paraît d'une couleur grisâtre. C'est surtout quand les crachats présentent ce dernier aspect qu'ils induisent en erreur, particulièrement sur la véritable essence de ce rhume chronique. C'est également lorsqu'à l'un ou à l'autre de ces aspects de la matière expectorée se joignent de fréquents accès de toux, qu'on erre davantage sur le traitement rigoureux de ce rhume chronique. — Pour le degré auquel ces catarrheux ont l'estomac et le cerveau dérangés, il peut aller jusqu'à laisser ces personnes sans aucun appétit ou avec digestion laborieuse des quelques aliments qu'elles s'efforcent de prendre, jusqu'à rendre ces personnes sans aptitude à réfléchir ou avec le travail intellectuel passablement difficile. Pour le degré auquel l'embonpoint et la force se trouvent lésés chez ces catarrheux, il lui arrive d'approcher le marasme et l'anéantissement.

Paragraphe X.

CAPILLAIRES DES BRONCHES.

Hémoptysie ou Crachement de Sang.

L'altération vitale de l'ordre en question, influence-t-elle les capillaires des bronches, survient l'hémoptysie ou crachement de sang dont les symptômes sont les suivants.

Cette hémoptysie est constituée par l'expectoration d'un sang rouge-clair. Cette expectoration, dont la quantité varie beaucoup, sans être jamais abondante ; qui a une durée indéterminée, sans toutefois persister longtemps ; qui reparaît à des intervalles irréguliers, tantôt éloignés, tantôt rapprochés, n'a lieu, pour l'ordinaire, qu'après avoir été précédée par une oppression d'un degré aussi variable, bien que toujours peu intense, et par une toux sèche plutôt qu'humide. Cette expectoration, en outre, se trouve accompagnée d'une sorte de démangeaison au bas du cou, à la fourchette du sternum, avec goût de sang, ainsi que suivie d'un saisissement plus ou moins profond, avec, même, accablement général. Tels sont les symptômes qui, momentanément, remplacent, ou plutôt masquent seulement, des troubles généraux tout-à-fait analogues à ceux que nous avons dit être éprouvés habituellement par les catarrheux dont il vient d'être traité.

Mais cette hémoptysie ne se passe pas uniforme dans tous les cas. En effet, la quantité de sang expectorée, généralement faible, peut s'effectuer plus grande. Le temps que dure cette expectoration, assez court pour le plus souvent, peut se prolonger parfois. Et, si elle ne se montre qu'à des époques assez éloignées dans la majorité des cas, elle reparaît dans quelques-uns presque quotidienne. Mêmes différences à l'égard de la dyspnée qui précède ce crachement de sang, car, légère pour la généralité de ces malades, elle peut être un peu plus marquée pour certains. Et, si la toux concomitante de cette gêne de respiration et d'un degré toujours proportionné à elle, a lieu sèche d'ordinaire; cette toux a lieu, au contraire, humide quelquefois. Différences également au sujet de l'impression pénible que tous ces malades ressentent à la vue du sang qu'ils crachent, au sujet aussi de la prostration des forces qui s'ensuit : peu marquées et passagères pour les uns, ces sensations morbides existent presque intenses et durables pour tels autres. A l'égard du désordre dont les fonctions générales sont atteintes dans cette hémoptysie, si chez certains de ces malades il n'est pas sensible, chez d'autres il est très-apparent.

Paragraphe XI.

PUISSANCES RESPIRATRICES.

Asthme ou Gêne de Respiration.

C'est-il sur les puissances respiratrices que la fièvre lente mentionnée, s'appesantit, elle crée l'asthme ou gêne de respiration dont la description va être donnée.

Les symptômes caractéristiques de l'asthme dont je dois m'occuper, sont une dyspnée presque habituelle, qui, légère ordinairement, est parfois plus marquée. Cette gêne de respiration, toujours précédée de langueurs d'estomac, de digestions viciées, de selles irrégulières, comme aussi de palpitations, de céphalalgie, avec diminution de l'embonpoint et des forces, se trouve, mais passagèrement, concomitante d'un désordre manifeste dans la circulation générale, que peut compliquer un œdème du bas des jambes et même des poignets.

Cet asthme, à l'imitation des maladies sus-étudiées, varie d'intensité. Ainsi, la dyspnée, peu sensible chez la plupart des sujets qui sont atteints de cette affection, est assez prononcée chez certains d'entre eux. Elle était accrue par l'action de monter un petit nombre d'escaliers chez plusieurs de ceux que j'ai eu à traiter; par la marche, même lente, chez quelques autres. L'action seule de se mettre au lit amenait ce résultat fâcheux pour quelques autres encore. — Cette maladie peut être plus ou moins ancienne : je l'ai rencontrée datant de seize années, sans que cette ancienneté en ait empêché la guérison. Cette maladie aussi peut voir le désordre des fonctions générales qui lui est antérieur, atteindre un haut degré : je l'ai observée plusieurs fois avec un amaigrissement et une prostration excessifs, qu'aggravait, dans quelques cas, l'infiltration d'une partie ou de la presque totalité des membres inférieurs, comme également l'infiltration des mains et encore des avant-bras.

Paragraphe XII.

Système Vasculaire Commun.

Chlorose ou Pâles-Couleurs.

L'affaiblissement dont il est question, intéresse-t-il, surtout, la partie abdominale du système vasculaire commun la plus en rapport avec la nutrition générale, je veux dire ceux des absorbants, veineux et lymphatiques, de la muqueuse digestive qui sont directement chargés d'agir sur les résidus assimilables des aliments; il forme la chlorose ou les pâles-couleurs dont les caractères suivent.

Un teint pâle, avec amaigrissement ou bouffissure; une peau terreuse, et rude ou flasque; un abaissement habituel de la chaleur animale; des urines fréquentes, et aqueuses d'ordinaire; un estomac languissant, avec dépravation du goût plus ou moins marquée; une dyspnée continuelle; des palpitations fatigantes, augmentées, dans certains cas, du bruit-de-souffle pathognomonique de la chlorose classique; une céphalalgie permanente, accompagnée de bourdonnements, d'insomnie; un sentiment constant de lassitude, avec tendance à l'inaction; une tristesse sans causes appréciables, avec recherche de la solitude; enfin, lorsque le sujet est du sexe féminin, une menstruation non encore établie, supprimée, ou seulement irrégulière; tels sont les traits les plus tranchés des pâles-couleurs dont j'entends parler.

Mais tous ces chlorotiques n'offrent pas l'ensemble de ces principaux symptômes à un même degré. Ainsi, pendant que le teint est simplement pâle chez ceux d'entre ces malades qui ont conservé quelque peu d'embonpoint; il a une nuance jaunâtre, verdâtre chez ceux qui sont déjà devenus maigres, et une couleur citron, vert-pomme chez ceux qui sont déjà bouffis. Ainsi, tandis que l'aspect terreux de la peau passe pour les uns au terne-sale, par suite de la rudesse des chairs qui peut s'y joindre; il passe au blanc-mât pour les autres, par suite de la flaccidité des chairs qui peut l'accompagner. Ainsi encore, le sentiment de froid accusé par tous ces chlorotiques, plus prononcé chez tels et tels, le devient chez d'autres à ce point qu'on peut le confondre avec le froid de la fièvre intermittente. N'arrivons pas aux variétés des autres symptômes mentionnés sans faire remarquer que la bouffissure qui vient d'être signalée, reste localisée au visage, qu'elle rend plus ou moins volumineux; ou bien s'étend aux pieds, aux jambes, aux cuisses: elle peut même gagner les mains et laisser ces régions œdématiées. Pour les urines, ordinairement fréquentes dans cette chlorose, si elles sont abondantes dans la plupart des cas, elles peuvent dans quelques-uns être rendues en petite quantité à la fois; et, si elles conservent assez généralement leur limpidité, elles peuvent par exception perdre plus ou moins leur transparence. Pour l'estomac, communément débilité dans cette maladie, j'ai à noter qu'il y a de ces chlorotiques chez lesquels cet organe demande souvent de la nourriture, tout en la rejetant par intervalles ; tandis que chez d'autres cet organe éprouve de la répugnance pour l'alimentation, sans toutefois la rejeter nécessairement lorsqu'il lui a été possible d'en prendre. Mais l'estomac peut ne pas se borner, soit à désirer des aliments, soit à les fuir ; il y a encore des cas de ces pâles-couleurs dans lesquels il perd la faculté d'apprécier si les substances dont ces malades se nourrissent, sont de qualité salutaire ; d'autres cas dans lesquels il semble attribuer à tels ou tels corps des qualités nutritives qu'ils ne possèdent pas. Les choses ont lieu de la sorte, de la part de cet organe, lorsqu'il préfère les mets plus ou moins altérés à ceux qui ont conservé leur salubrité, lorsqu'il a de l'appétence pour le salpêtre, le sel, le charbon et autres matières analogues dont, chose digne de remarque, il opère facilement la digestion. A l'égard de la poitrine, outre l'oppression généralement ressentie dans cette affection, on remarque chez certains de ces chlorotiques une toux sèche, à la suite de laquelle il s'en trouve qui expectorent des glaires. De même que les poumons, le cœur, troublé chez tous ces malades, a ses contractions si activées quelquefois, qu'il bat le double plus vite que normalement ; dans d'autres cas, ses pulsations, un peu moins fréquentes, sont des plus fortes. La tête fournit aussi son contingent de variétés de désordres fonctionnels : habituellement embarrassée, elle peut paraître vide, mais plutôt pleine ; elle peut également paraître légère, mais plutôt lourde. Ces symptômes se compliquent, presque toujours, de tintements d'oreilles ; ils se compliquent également de perte de sommeil : bourdonnements et insomnie que remplace, quelquefois, un assoupissement peu réparateur. La lassitude, propre à toutes les personnes affectées de cette chlorose, est comparée par les unes à celle qui résulte accidentellement d'une marche forcée : cette lassitude atteint chez d'autres une intensité qui leur enlève tout courage, qui les laisse incapables de quoique ce soit. Ce sont surtout ces dernières personnes qu'on voit invinciblement portées à une inaction, qui ne contraste pas peu avec la mobilité départie à l'âge dans lequel, le plus souvent, on observe ces pâles-couleurs. La gaîté, si naturelle à l'époque de la vie où se trouvent la plupart des sujets affectés de cette maladie, peut, à son tour, avoir fait place à une tristesse plus ou moins profonde. Pour le besoin instinctif de se trouver en société, si prononcé à cet âge, il peut s'être changé en un attrait plus ou moins irrésistible pour la solitude. Enfin, pendant que ceux de ces chlorotiques qui appartiennent au sexe, peuvent n'avoir jamais eu de commencement de menstruation ; cette fonction a, chez d'autres, été supprimée, ou bien elle est devenue seulement irrégulière. Terminons ce qui a trait à cette chlorose, en disant qu'elle peut durer nombre d'années comme devenir une des plus graves d'entre les maladies que nous étudions.

CHAPITRE DEUXIÈME.

DIMINUTION

DE LA VITALITÉ HUMAINE

*Commençant par la fraction de l'organisme
dite animale ou de relation.*

En commençant par la fraction du corps plus spécialement départie à la vie animale ou de relation, la diminution de la vitalité humaine peut paraître n'influer que sur le système le plus moléculaire de cette même vie, ou bien avoir envahi ceux de ses organes ou de ses groupes organiques dont les fonctions sont plus apparentes; phases diverses de cet élément morbide que nous étudierons séparément, en les classant, autant que nous le pourrons, d'après leur ordre habituel de succession.

ARTICLE I.

APPAUVRISSEMENT

DE LA VIE ANIMALE OU DE RELATION

Restreint à son système le plus intime.

Lorsque l'appauvrissement de l'économie commence par la vie animale ou de relation pour se restreindre à son système le plus intime, celui que nous avons dit opérer la calorification moléculaire, la nutrition intersticielle, les sécrétions et excrétions parenchymateuses, il fait naître un mode pathologique qui simule, à s'y méprendre, la maladie communément appelée affection nerveuse, et dont nous lui laisserons, par temps, la dénomination, afin de ne pas employer toujours la périphrase formant le titre de cet article ou les périphrases ses analogues.

Par la même raison, nous allons décrire ce mode pathologique sous cette dénomination.

Affection Nerveuse.

Les malades atteints de cette affection nerveuse, commencent par éprouver, de temps en temps, des inquiétudes vagues, et même des impressions désagréables dans toute l'économie ; par avoir les traits mobiles, l'esprit changeant, le moral attaqué. — Après ces troubles fonctionnels primitifs, ils en perçoivent d'autres : leur tête est souffrante, leur poitrine étreinte avec ou sans toux, leur cœur serré, leur sommeil agité. Puis, ils ont un estomac capricieux, des digestions embarrassées, des selles difficiles, des envies fréquentes d'uriner. —

Enfin, presque tous deviennent maigres, se trouvent faibles, présentent rarement un pouls réglé, suent parfois avec facilité, et endurent tour-à-tour des frissons ou une ardeur vaporeuse.—Outre ces phénomènes morbides, les femmes qui portent cette maladie, sont communément mal menstruées, et elles ont presque aussi généralement des fleurs-blanches.

Si toutes les personnes frappées de cette affection nerveuse, se plaignent d'éprouver l'ensemble des symptômes que je viens d'énumérer, elles ne laissent pas que d'offrir de nombreuses particularités, dues à leur organisation et au degré auquel le mal s'est élevé. Ainsi, les unes peuvent sentir les inquiétudes indéfinissables et les impressions pénibles par lesquelles la scene s'ouvre, se changer en malaises généraux, comme en picotements superficiels et même profonds, dont l'acuité ou la durée varie autant que la fréquence chez chacune. Telles d'entre elles ne vivent pas sans avoir le visage assez agité, lorsqu'il n'est pas momentanément atterré par tout ce que produit le défaut d'harmonie où se trouve leur organisme. Chez d'autres de ces malades, les idées paraissent des plus fugitives, quand elles ne sont pas fixées sur l'état maladif qui embrasse l'économie entière; et certains de ces sujets présentent une tristesse dont ils se laissent difficilement distraires, même par le médecin qui croit à leurs souffrances. — A ces premières particularités s'en ajoutent d'autres : des maux de tête qui, s'ils se dissipent communément avec autant de rapidité qu'ils sont venus, ne le font pas toujours sans laisser des traces de leur passage; des resserrements comme spasmodiques de poitrine, que, chez quelques-uns de ces malades, peut suivre une certaine oppression, sans toux, ou bien avec une toux saccadée, et sèche ou pituiteuse; des douleurs au cœur, dont les contractions se ralentissent par moments, s'accélèrent dans d'autres moments, chez plusieurs de ces sujets; de la lenteur à commencer le sommeil, qui n'a lieu, chez tels d'entre eux, que par reprises, ou bien ne se continue pas sans une certaine agitation. La faim, d'habitude assez prononcée dans cette maladie, se fait souvent ressentir très-pressante; et la soif, rarement aussi marquée, se traduit quelquefois par un vif sentiment de sécheresse au gosier. L'acte digestif, plus communément activé que ralenti dans cette maladie, n'a guère lieu sans malaises passagers, ni tension momentanée au creux de l'estomac, voire même sur une étendue moins restreinte de l'abdomen; la sortie des selles, d'ordinaire plus fréquentes que rares, qui se fait assez généralement avec de la difficulté, ne s'opère pas toujours sans épreintes; et, s'il y a de ces sujets pour lesquels l'émission des urines, souvent renouvelée, se fait sans douleur et instantanée, il en est, par contre, pour lesquels elle s'opère assez pénible. — J'ai avancé que presque toutes ces personnes sont maigres; mais quelques-unes conservent de l'embonpoint. J'ai avancé encore que presque toutes sont faibles; mais quelques-unes aussi perdent peu de leurs forces. A l'égard du pouls, habituellement précipité, tandis que chez la plupart d'entre ces personnes il est petit, chez certaines il s'offre assez développé. On observe, enfin, que tels de ces malades ont, fréquemment, sur la totalité de la peau une sueur incommode, bornée chez d'autres à une seule région de cette enveloppe; que ceux-ci se plaignent de frissonnements généraux presque continuels, pendant que ceux-là en ressentent de rares et localisés aux reins, entre les épaules... ; que les uns accusent, sans cesse pour-ainsi-dire, des vapeurs chaudes, répandues dans tout le corps, tandis que les autres ne les éprouvent, de temps en temps, qu'à la face, au-devant de la poitrine... — Ces derniers symptômes accroissent le nombre de leurs souffrances, que les femmes voient se compliquer de douleurs dans les lombes et dans les flancs ; même en dehors de l'écoulement menstruel, précédé ou continué, en général, par une leucorrhée qui aggrave encore leur fâcheuse position.

ARTICLE II.

APPAUVRISSEMENT

DE LA VIE ANIMALE OU DE RELATION

Propagé aux organes ou aux groupes organiques de cette même vie.

Par les symptômes que nous venons de décrire, se caractérise, et par le traitement que nous indiquerons, se guérit la diminution de la vitalité, tant que cette lésion ne dépasse pas l'appareil moléculaire le plus lié à l'entretien de la vie animale ou de relation. Mais ces caractères pathognomoniques de cette altération, ne restent pas les mêmes, et ces remèdes ne suffisent plus lorsque l'affection, cessant d'être limitée à la trame première, s'est étendue aux appareils fonctionnels qui ont des rapports plus ou moins intimes avec ces éléments primitifs.

Abordons les plus fréquentes de ces extensions normales, et assez promptes à se former, de l'appauvrissement de l'organisme ayant commencé par cette vie ; et attribuons à chacune d'elles un paragraphe spécial, dont le titre exprimera le siége le plus ostensible du mal et sa dénomination commune, ainsi que nous venons de le faire dans l'étude de l'affection nerveuse.

Paragraphe Ier.

ENCÉPHALE.

Spasme Cérébral.

Après avoir débuté par la vie animale ou de relation, l'appauvrissement du corps intéresse-t-il, d'une manière plus particulière, l'encéphale, il s'ensuit un spasme du cerveau, pouvant comprendre les sens, et que je vais décrire.

Les personnes souffrant de ce spasme cérébral, ressentent, d'une manière plus fréquente que dans l'affection nerveuse dont j'ai tracé le tableau, les malaises généraux, ainsi que la mobilité du visage, le peu de fixité de l'esprit et l'abattement du moral mentionnés. Elles se plaignent aussi davantage d'étreintes à la poitrine avec ou sans le genre de toux et d'expectoration désigné, de serrements au cœur, d'agitation dans le sommeil ; et elles ont encore plus de caprices d'estomac, d'embarras dans les digestions, de difficultés pour aller à la selle, et de besoins pressants d'uriner. — Mais l'état morbide de l'encéphale de ces sujets est bien autrement prononcé que dans cette maladie, car, loin de se borner à être douloureux, cet organe supporte plus ou moins désagréablement la réflexion, la lumière, les sons, les odeurs, même le mouvement. Avec ces symptômes il peut aussi exister, d'après la gravité du mal, d'après l'organisation propre aux sujets, des élancements, des bourdonnements, des éblouissements, accompagnés ou non d'évanouissement et même d'agitation musculaire.

— En outre, la plupart de ces personnes voient, encore plus que dans cette affection nerveuse, leur embonpoint diminuer, leurs forces se perdre, leur pouls se dérégler; et elles sentent, plus fréquemment aussi, les alternatives, déjà relatées, de sécheresse et d'humidité à la peau, ainsi que de froid et de chaleur dans une région de l'économie ou dans sa totalité. N'oublions pas, enfin, que les femmes ont leurs règles encore plus altérées que dans cette dernière maladie, et qu'elles accusent, presque toutes, des pertes-blanches.

- Ces phénomènes varient beaucoup chez les divers malades qui les éprouvent. Les malaises mentionnés, au lieu de rester généraux, se localisent parfois dans une certaine région, où, rares et passagers chez les uns, ils se montrent fréquents et durables chez les autres. La mobilité du visage peut n'être pas seulement très-réitérée, mais exister presque continuelle; la non-fixité de l'esprit peut ne pas avoir lieu uniquement à l'occasion de choses futiles, mais s'étendre jusque sur celles de quelque importance; et l'abattement du moral peut ne pas être modifié par les sensations fortuites, mais résister aux émotions, même assez fortes. Si les étreintes à la poitrine se bornent, dans la majorité des cas, à diminuer l'étendue de la dilatation de ses parois d'une façon plus fatigante que grave; il arrive, dans un grand nombre, qu'elles la laissent presque impossible, et que les mouvements d'expansion ne s'exécutent qu'à la base de cette cavité. Si les serrements de cœur s'arrêtent, chez la plupart de ces malades, à ralentir ses pulsations; ils vont, chez certains autres, jusqu'à les suspendre momentanément. Si l'agitation dans le sommeil ne se passe que sur les muscles des membres, du tronc, voire aussi de la face, pour beaucoup de ces personnes; elle porte, pour quelques-unes, sur les muscles de la voix jusqu'à la produire, même assez distincte. Tandis que l'estomac se borne, chez la plupart de ces sujets, à être irrégulier: il va, chez quelques-uns, jusqu'à exprimer de l'avidité ou du dégoût. Tandis que la digestion s'arrête, le plus souvent, à faire éprouver de l'embarras; elle s'opère, quelquefois, avec une certaine difficulté. Tandis que, dans beaucoup de cas, la sortie des selles ne s'effectue que péniblement, et que l'émission des urines ne se renouvelle que fréquemment; dans certains autres, la première de ces fonctions devient accablante, et la seconde a lieu presque incessante.

— Des particularités bien plus tranchées se remarquent à l'égard de l'encéphale. Ainsi, la douleur de tête que tous ces malades ressentent constamment, comparée par la plupart à un sentiment de pesanteur, localisé dans tout le crâne, l'est par un petit nombre à une sorte de constriction, exercée à son sommet, à ses parties latérales ou à la nuque; régions qui peuvent paraître pressées de dedans en dehors, comme étreintes d'arrière en avant. A ces deux impressions, perçues ensemble ou séparément, se réunissent même, chez quelques-unes de ces personnes, des pulsations, des battements. Ainsi, pendant que tels de ces malades restent capables d'une certaine contention d'esprit, tels autres ne le fixent qu'à grand'peine : il y en a même qui ne peuvent se permettre la plus légère attention, sans s'exposer à souffrir considérablement. Ainsi encore, tandis que certains d'entre eux supportent, sans trop de difficultés, l'action réunie ou séparée, d'une lumière, d'un son, d'une odeur, d'intensité ordinaire ; certains autres ont la vue, l'ouïe, l'odorat, d'une susceptibilité qui est une source de sensations aussi désagréables que réitérées. Ce sont particulièrement ces derniers malades chez qui la marche, voire même le simple mouvement d'une région du corps, celle du cou notamment, devient douloureuse, presque intolérable : la simple action de redresser les cheveux, comme celle de les coucher dans un sens opposé à celui qui leur est accoutumé, ajoute encore aux souffrances de certains de ces mêmes malades. J'ai, en effet, été consulté par bon nombre de ces sujets, parmi lesquels il s'en trouvait qui, pour peu qu'ils s'efforçassent de braver l'impression fâcheuse résultant de l'exercice de leur cerveau, de leurs sens, ou de leurs muscles, sentaient la tête se perdre, les yeux s'enfoncer dans leurs orbites, le nez se resserrer et comme se raccourcir, les oreilles se crisper tant à l'intérieur qu'à l'extérieur. J'ai même traité et guéri de ces sujets chez qui le cerveau, un sens, ou une partie de la peau, ne se bornait pas, alors, à faire éprouver des désordres du genre de ceux que je viens de mentionner, mais allait jusqu'à présenter un pervertissement de fonction. En effet, plusieurs avaient des idées bizarres ; l'un d'eux, voyait, de l'œil droit, les objets renversés ; quelques-uns sentaient des odeurs étranges, comme celle de crapaud, de serpent ; quelques autres entendaient des voix surnaturelles, comme celles de Dieu, du diable ; certains enduraient à la plante des pieds, au gras des bras, ou en tels autres points de la surface cutanée, une espèce de fourmillement, de reptation, on ne peut plus incommode. Ce sont encore ces derniers malades chez qui existent les élancements, les bourdonnements, les éblouissements, que j'ai noté accompagner parfois, avec ou sans syncope, même avec agitation musculaire, ce spasme cérébral. Ces élancements, qui sont instantanés et plus ou moins vifs, mais sans durée pour l'ordinaire, se font ressentir seulement aux tempes, ou bien aux tempes et aussi dans les sourcils : ils se prolongent même jusque sur le derrière des oreilles. Des mâchoires et du devant du cou, où ils peuvent siéger encore, il arrive qu'ils s'étendent sur le derrière de cette région, pour, de là, monter vers la nuque, ou descendre sur le haut des épaules. Ces bourdonnements ont lieu passagers, faibles et bornés aux régions auditives, ou bien continuels, intenses et étendus à la presque totalité de la tête : dans ces derniers cas, ils peuvent empêcher les personnes qui les éprouvent, de suivre une conversation, d'autant mieux que leurs interlocuteurs sont obligés de la tenir à voix basse ; et aussi rendre ces personnes comme hébé'ées, car, si elles conservent la faculté de juger sainement, elles ne paraissent guère jouir de cet avantage. Les éblouissements, à leur tour, existent momentanés, légers et localisés dans les organes visuels seulement, ou bien durables, prononcés et occupant la tête presqu'en entier : dans ces dernières circonstances, ils peuvent être aperçus par les gens qui entourent les malades, car ceux-ci ne sont pas toujours maîtres de cacher l'impression fâcheuse qu'ils leur occasionnent. Cette

Impuissance où se trouvent ces derniers malades, peut exister, bien qu'il ne soit encore résulté de cet accroissement de mal, ni convulsions, ni défaillance ou syncope, pas même de ces vacillations, de ces tremblements; tous symptômes si communs quand ces éblouissements sont assez marqués. — Je pourrais rapporter quelques autres phénomènes auxquels ils donnent naissance ; mais, l'occasion d'en parler devant se présenter au chapitre des étourdissements, je passe immédiatement aux variétés symptômatiques d'un autre ordre qui coexistent avec ce spasme du cerveau. Pendant que la plupart des personnes frappées de ce mal, maigrissent considérablement, il en est qui conservent assez d'embonpoint. Pendant que la majeure partie sent ses forces se perdre, on en voit qui se trouvent une certaine vigueur, passagère il est vrai. A l'égard de leur pouls, si presque toutes ne l'ont que déréglé, on en rencontre chez lesquelles il a un rhythme plus ou moins bouleversé. De même pour les alternatives mentionnées de sécheresse et d'humidité à la peau, ainsi que pour celles de froid et de chaleur d'une partie ou de toute l'étendue du corps; aussi peu multipliées que durables dans la pluralité des cas, elles sont dans les autres non moins continuelles que soutenues. Je dois enfin signaler que, si quelques-unes des femmes atteintes de ce spasme cérébral, conservent la régularité normale des périodes et de l'écoulement menstruel, toutes les autres, moins favorisées, éprouvent du dérangement dans cette fonction , ainsi qu'un flux leucorrhéïque , même excessivement abondant.

Paragraphe II.

Moelle Épinière.

Convulsions.

C'est-il sur la moëlle épinière qu'après avoir gagné le cerveau, l'état morbide général sus-étudié, se communique à ce degré, que les fibres musculaires les plus liées à ces centres organiques, ressentent leur souffrance , on voit apparaître les convulsions qui vont être dépeintes.

Une agitation que constituent la contraction et le relâchement alternatifs et involontaires d'un certain nombre de muscles normalement soumis à la volonté, avec ou sans perte de connaissance; cette agitation musculaire se montrant passagère ou prolongée , fréquente ou rare, accidentelle ou périodique, légère ou intense; et toujours précédée par des malaises cérébraux plus ou moins habituels, de la difficulté plus ou moins marquée à supporter le travail de tête , l'exercice des sens, la fatigue du corps, comme aussi par un trouble, peu ou très-apparent, des fonctions de la digestion, de la circulation, de la respiration; tels sont les principaux caractères qui distinguent les convulsions dont j'entends parler.

Si ces caractères, communs à toutes ces convulsions, permettent de les ranger dans la même classe de maux, malgré la différence qu'elles offrent dans la durée de leurs accès, dans la fréquence ou la rareté de leur retour et son plus ou moins d'irrégularité, ainsi que dans la gravité de leurs crises ; les formes particulières qu'elles peuvent prendre, obligent d'en créer des genres dont les plus répandus, comme les plus tranchés, portent les noms de *tremblements, catalepsie, chorée* ou *Danse-Saint-Guy, épilepsie* ou *mal-caduc*. Je ne décrirai pas les symptômes propres à ces divers types-morbides, en tant que consécutifs au spasme cérébral qui vient d'être étudié; mais je relaterai des observations de chacun d'eux, choisies parmi les convulsions de cette espèce que j'ai eu occasion de traiter avec succès. — Les observations par lesquelles je commence ces citations, ont rapport à celui de ces genres dit *tremblements*. La première me fut fournie par une petite fille, la seconde par un arrimeur ayant une cinquantaine d'années, la troisième par une jeune femme, la quatrième par une autre femme, mais âgée. Bornés chez la petite fille à l'avant-bras gauche, et chez l'homme à tout le bras droit, ces tremblements occupaient, chez la femme la plus jeune, le membre supérieur droit encore, ainsi que celui inférieur du même côté, et chez l'autre femme la totalité des deux bras. Rares dans le premier de ces cas où ils ne surgissaient que pendant le sommeil, et dans le troisième où ils avaient lieu seulement durant le jour, ainsi que pour les deux cas suivants; ils étaient fréquents dans le quatrième, et continuels dans le second. Anciens de onze mois chez la jeune femme, et de dix-sept chez la petite fille; ils l'étaient, chez la femme la plus âgée, de trois ans au moins, et, chez l'arrimeur, de quinze à seize. — Des deux exemples de *catalepsie* dont j'ai conservé des notes, l'un me fut présenté par un enfant de cinq à six ans, l'autre par une dame de trente-cinq à quarante. Le premier, qui datait de treize mois environ, était constitué par l'impuissance complète qu'éprouvait ce jeune sujet, à imprimer, par sa seule volonté et même par sa volonté aidée des mains, le moindre mouvement à ses membres inférieurs; tandis qu'ils se plaçaient, et, chose caractéristique, se maintenaient tout-à-fait immobiles dans la position, quelle qu'elle fût, qu'il m'avait plu de leur donner, soit en les y transportant en totalité, à droite, à gauche, en haut, en bas, en avant, en arrière, soit en la leur faisant prendre d'eux-mêmes par la pression que j'exerçais sur tel faisceau musculaire, voire même sur tel muscle particulier. L'autre de ces catalepsies, qui comptait une durée de plus de deux ans et demi, était caractérisée ainsi qu'il suit : La malade, après avoir éprouvé quelques spasmes généraux, bientôt suivis de pandiculations, de bâillements, se sentait fléchir les jarrets si elle était debout, les reins si elle se trouvait assise; puis, tombant dans un accablement physique et moral, pendant lequel, presque insensible au toucher, ne voyant pas du tout, n'entendant que confusément, mais étant capable de quelques mouvements du tronc, des cuisses, aussi lents que bornés, elle paraissait réfléchir, ensuite s'adresser la parole ou bien converser avec des personnes autres que celles présentes, par monosyllabes et comme en s'écoutant parler. Durant cet état, à forme magnétique, donnait-on aux bras de cette dame, à ses doigts, une position quelconque, ils la conservaient jusqu'à la fin de l'accès, qui durait demi-heure et plus. Les paupières de cette infortunée, élevées ou abaissées à ma volonté, restaient aussi telles quelles, mais bien moins de temps. Pour ses jambes, elles ne se prêtaient presque pas à cette manœuvre automatique. Mais, si le sujet de la première de ces observations de catalepsie jouissait de la plénitude de ses facultés cérébrales, tout en ne pouvant pas s'opposer à ce que l'on agît en maître absolu sur ses membres inférieurs, le sujet de la seconde ne semblait avoir nulle conscience de ce qui se passait en lui lors des crises, assez rapprochées, qui minaient sourdement sa forte constitution primitive ; il n'en gardait du moins aucun souvenir.—Je ne rapporterai qu'un exemple de *chorée* ou *Danse-Saint-Guy*, pris sur une toute jeune femme, mais d'une constitution délicate. Cette personne se présenta à moi avec l'aspect, les mouvements et les gestes pathognomoniques suivants : physionomie étrange, progression vacillante, espèce de claudication, agitation presque continuelle du visage dont, par temps, les yeux ont une mobilité insolite, les joues se contractent et se relâchent convulsivement, les narines s'ouvrent et se ferment aussi anormalement, les lèvres se crispent pour, ensuite, devenir flasques, malgré la volonté de la malade, qui en a la parole embarrassée. Elle ne fournit, en effet, que difficilement, et d'une manière interrompue, les renseignements que je lui demande, sur l'apparition de son mal, les causes qu'elle peut présumer l'avoir occasionné, la marche qu'il a suivie, la médication qu'on y a opposée ; questions que j'adresse avant même que je lui aie présenté un siége, tant j'ai hâte de saisir le principe de sa désagréable affection. Une fois assise, des soubresauts, fréquents, du torse, et une impossibilité, momentanée, de tenir les membres dans le repos, surtout les membres inférieurs qui brusquement s'agitent, puis s'allongent et finissent par rester immobiles, comme paralysés, ajoutent aux désordres musculaires éprouvés par cette pauvre créature. Elle se plaint, en outre, de difficulté à boire, à manger, car ses mains dirigent maladroitement le verre qu'elle veut approcher de la bouche, car ses mâchoires opèrent peu librement sur les aliments qu'elle ne réussit pas toujours, du premier coup, à y introduire. Des larmes qu'elle finit par ne pouvoir retenir, en m'entretenant de sa triste position, qui date de cinq mois, achèvent de la dépeindre. — Trois d'entre les sujets que j'ai guéris d'*épilepsie* ou *mal-caduc*, et dont j'ai conservé un souvenir assez exact pour ne pas commettre d'erreur en les citant, se trouvaient dans une position encore plus malheureuse. L'un d'eux, en effet, jeune et forte femme, mais délabrée par l'ancienneté de son affection , se sentait, de temps en temps, l'estomac défaillir tout-à-coup, la tête se perdre, les jambes fléchir, le corps s'affaisser ; pour, le plus souvent, reprendre de suite ses sens et se redresser, sans paraître se rendre compte de ce qu'elle avait éprouvé, ou bien pour, d'autres fois, tomber étendue sur le sol, où elle restait le visage pâle et convulsé, les yeux à demi-ouverts et mobiles, mais les membres comme morts. Il lui arrivait alors de passer en cet état quelques minutes, avant de revenir à elle , sans avoir aucune conscience de ce qu'elle avait éprouvé, mais très-accablée. L'autre de ces trois épileptiques, marin de profession et âgé de vingt-six ans, petit de taille mais bien pris, brun de peau, et sec et nerveux, était subitement renversé sans connaissance , à intervalles de trois à quatre semaines, depuis deux ans et sept mois qu'il avait éprouvé la première attaque de son mal. Une fois par terre, on l'y voyait, d'abord raide, sans mouvement, le teint plombé et la respiration gênée; puis, de la salive, accumulée, durant cette première période, dans sa bouche, transsudait peu-à-peu entre ses dents fortement serrées les unes contre les autres, pour s'arrêter sur ses lèvres, en ce moment tremblotantes. Alors, aussi, ses membres se convulsionnaient assez vivement, surtout les bras, qu'on retenait pourtant sans être obligé d'employer une grande force. Alors, encore, la circulation s'activait, le

visage reprenait sa nuance naturelle, un peu plus terne toutefois.
Enfin, cet infortuné entendait, confusément il est vrai, rouvrait les
yeux, et revenait à l'existence, en ne conservant, fort heureusement,
qu'une idée confuse du danger qu'il avait couru de la perdre pendant plusieurs minutes, qu'une lassitude qui se dissipait le jour sui-
vant, et une physionomie empreinte du cachet propre à cette maladie, lequel ne s'effaçait pas aussi rapidement. Chez la troisième personne, atteinte de mal-caduc, dont j'ai à tracer l'histoire, les accès,
mensuels d'abord, puis plus rapprochés, et enfin presque quotidiens,
qu'elle endurait, offraient un tableau de cette affection encore plus
affreux. C'était une femme, de trente-deux ans et d'une organisation
primitivement aussi robuste que détériorée ultérieureme t par l'intensité de sa cruelle maladie, ancienne de treize années. Au moment
d'avoir une attaque, cette personne, qui pour comble de malheur
est pauvre, éprouvait un frisson subit, pâlissait et tombait comme
frappée de la foudre. Bientôt elle se roulait à terre, s'agitait ou se
raidissait, et grinçait les dents. Puis, ses yeux, précédemment entr'ouverts et roulants, devenaient fixes ; sa poitrine paraissait serrée
et son visage violacé. Après que ces symptômes avaient duré une
dizaine de minutes, tout ce temps! ses lèvres se couvraient d'écume,
parfois sanguinolente, son teint s'animait, et les mouvements con-
vulsifs qu'elle faisait depuis le début de l'accès, se calmaient gra-
duellement. Enfin, après un moment de calme apparent, cette infortunée revenait à la raison, en conservant de tout ce désordre une
espèce d'engourdissement et comme de la stupeur, avec accablement
du corps entier et aussi pesanteur de tête, d'une durée variable. —
Ne terminons pas le narré des principaux faits que nous avons recueillis sur ces divers genres de convulsions, sans dire que le désordre des organes de la digestion, de la circulation, éprouvé d'ancienne date par tous ces malades, a atteint un degré plus ou moins
élevé.

Paragraphe III.

Système Cérébro-Spinal.

Étourdissements.

En se perpétuant dans le système cérébro-spinal, la diminution de la vitalité de l'ordre auquel je fais allusion, entraîne les
les étourdissements ci-dessous relatés.

Dans ces étourdissements, les malades ont, d'ordinaire, la sensibilité obtuse, la tête lourde, les idées lentes, le visage sans expression, avec affaiblissement de la vue, de l'ouïe, de l'odorat, avec aussi
la parole difficile et le toucher engourdi plus ou moins, ainsi que des
troubles fonctionnels généraux qu'il n'est pas indispensable de relater. En outre, ils voient par moments, qui peuvent être éloignés, ou
rapprochés et même fréquents, les objets qui les environnent, tourner, leurs jambes se refuser à les porter, et leur tête se perdre à ce
point qu'ils n'osent faire un pas sans crainte de tomber, à ce point
aussi qu'ils tombent même, s'ils ne parviennent à se cramponner à
quoi que ce soit de résistant.

Ainsi que pour les maladies chroniques qui précèdent, l'ensemble des symptômes caractéristiques des étourdissemens en question, varie à l'infini. En effet, pendant que l'état obtus de la sensibilité de tels de ces sujets ne s'oppose pas à ce qu'ils soient sensiblement impressionnés par les mille et une causes naturelles, dont chaque individu bien portant éprouve plus ou moins vivement l'influence; celui dans lequel vivent tels autres d'entre ces sujets, est si prononcé que les plus fortes causes d'émotion les trouvent impassibles, alors surtout que les conséquences, quelque fâcheuses qu'elles en puissent devenir, ne menacent pas directement leurs intérêts. Pendant aussi que l'embarras et la pesanteur de tête que ceux-ci ressentent, ne sont pas assez marqués pour les empêcher de se livrer à quelque occupation, de vaquer à leurs affaires importantes, durant un certain temps au moins; ces symptômes ne laissent pas même à ceux-là la faculté de réfléchir, de penser, fût-ce aux choses les moins sérieuses, les plus futiles. Ce sont particulièrement ces derniers malades dont les idées, lentes chez la plupart des personnes atteintes de cette affection, ont lieu, le plus souvent, difficiles, embrouillées, sans enchaînement aucun. Ce sont aussi ces mêmes malades dont le visage, sans expression chez la plupart encore de ces personnes, paraît, parfois, hébété, stupide même. Pour l'affaiblissement de la vue que j'ai dit être éprouvé par la généralité de ces patients, peu sensible chez les uns, il est assez considérable chez d'autres. Pour l'affaiblissement aussi de l'ouïe, que l'on rencontre moins fréquemment que celui des yeux, léger chez un bon nombre de ces sujets, il est plus apparent chez certains d'entre eux. Pour l'affaiblissement encore de l'odorat, en général plus rare que celui de l'ouïe, que celui de la vue surtout, s'il existe à peine chez le plus grand nombre de ces mêmes malades, il devient assez fort chez quelques-uns. A l'égard de la gêne que ces malades ont communément à parler, presque inappréciable chez ceux-ci, elle est assez apparente chez ceux-là. A l'égard en outre de l'engourdissement que ces mêmes malades ressentent dans le toucher, peu marqué et passager chez tels d'entre eux, il reste plus prononcé et pour-ainsi-dire continuel chez tels autres. Quant aux différences individuelles que peuvent offrir les troubles fonctionnels plus étendus dont j'ai cru suffisant de mentionner la coïncidence dans le tableau général des principaux symptômes de ces étourdissements, on conçoit combien, eux aussi, ils doivent varier, sans que j'aie besoin de m'y appesantir. Il est plus nécessaire que je le fasse à propos des variétés des désordres les plus pathognomoniques de ces étourdissements, qui terminent ce tableau général : elles sont d'ailleurs les plus nombreuses et les plus saillantes.—En effet, si, par moments, pour ceux de ces sujets les moins affectés, tout est confus à leurs côtés ; ceux d'entre eux qui le sont davantage, voient les objets qui les environnent, tourner avec plus ou moins de rapidité : il y en a même qui croient tourner réellement. Si encore, par moments aussi, ceux de ces patients les moins attaqués, sentent leurs jarrets faiblir plus ou moins ; ceux qui le sont à un degré supérieur trouvent, les cas n'en sont pas très-rares, que leurs jambes se refusent tout-à-fait à les porter : il en est même à qui elles semblent près de se rompre. Différences également dans l'intensité avec laquelle ces personnes voient, par temps, leur tête se perdre. Pendant, en effet, que les moins malades en restent quittes pour des éblouissements, forts et durables ; celles qui le sont un peu plus, se sentent comme étourdies, sans pourtant cesser d'avoir la conscience de l'existence, que d'autres, atteintes de ce mal à un degré plus élevé, perdent plus ou moins complètement, et, cela, pour des heures entières ; ainsi qu'à cause de la rareté du fait, je dois dire qu'il arrivait à une toute jeune femme , de la campagne, avant que je l'aie guérie. Après s'être, non-seulement réveillée, mais encore levée pour satisfaire quelque besoin ou pour vaquer aux premiers soins de son ménage, elle tombait dans un assoupissement d'où rien ne parvenait à la tirer, durant plusieurs heures quelquefois ; tandis qu'il cédait de lui-même, tantôt après convulsions, tantôt sans convulsions, en laissant cette malheureuse n'ayant aucun soupçon d'une infirmité qui datait de quatre ans , revenait régulièrement chaque jour, à la même heure, de la même façon, et qui, par intervalles, se répétait une seconde, une troisième fois dans le courant de la journée. Pendant aussi que les moins malades de ces personnes , peuvent supporter l'action de ces éblouissements sans avoir besoin de chercher un appui, même en marchant ; celles qui le sont davantage, se trouvent forcées, fussent-elles arrêtées et même assises , de s'accrocher à un corps solide pour éviter de faire une chute , que d'autres, atteintes à un plus haut degré , subissent forcément, comme si elles étaient frappées d'*apoplexie*.

Paragraphe IV.

NERFS CÉRÉBRO-RACHIDIENS.

Paralysie.

Quand le mode pathologique général dont il est question , va jusqu'à soustraire les nerfs cérébro-rachidiens à l'influence de l'encéphale, il occasionne la paralysie ci-après mentionnée.

Les caractères de cette paralysie consistent en une diminution, plus ou moins grande de la faculté de sentir , en une diminution aussi , et plus ou moins grande également, de la faculté de se mouvoir. Ces altérations existent séparées, mais plutôt réunies, et d'une manière continue , mais plutôt passagère , dans une région, limitée ou étendue, du corps des personnes précédemment affectées de lésions analogues à celles déjà plusieurs fois mentionnées dans les fonctions les plus moléculaires, les plus intimes de l'ensemble de l'économie. Les variétés de cette paralysie sont nombreuses, tant à l'égard de la région qui s'en trouve le siége qu'à l'égard du degré auquel le mal est arrivé. En effet, il peut occuper les sens, le visage, les membres supérieurs, et surtout les membres inférieurs, voire aussi la vessie, le rectum et même les organes sexuels. En effet encore, il peut s'être borné à diminuer, soit la sensibilité, soit la contractilité de ces parties, ou ces deux facultés à la fois ; ou bien être allé jusqu'à les éteindre presque complètement, soit de prime-abord, soit plus tard. J'ai recueilli plusieurs exemples de chacune de ces variétés ; j'en extrais les suivants : La vue, assez légèrement paralysée, dans des cas, pour qu'on ne juge guère de la diminution de sa netteté ou de sa portée

qu'en voulant fixer un objet de petit volume, lire un caractère mi-
nuté, écrire de grosseur ordinaire ou regarder à une certaine distance, l'est, dans d'autres, à ce degré que l'on éprouve, par moments, de la difficulté à se conduire. Ajoutons que dans cette lésion
de la vue, tantôt un œil est attaqué, tantôt les deux le sont, et, cela, à
un degré égal ou inégal; dernière circonstance qui ajoute au trouble
et à l'atténuation de la vue. D'autres fois, quelques points, soit des
rétines, soit des cristallins, ont, seuls, perdu la faculté d'être influen-
cés normalement par la lumière; particularité qui fait que le sujet n'a-
perçoit pas d'une manière distincte ou uniforme toute la surface d'un
même objet, ou bien que le sujet voit nettement et également de
l'œil resté sain la surface de cet objet, tandis qu'il n'apprécie d'une
manière exacte que certaines de ses parties avec l'œil incomplète-
ment amaurosé ou cataracté. L'ouïe, assez peu paralysée, dans des
cas, pour que le malade s'en aperçoive seulement lorsque le son se
trouve intrinsèquement faible ou éloigné, l'est, dans d'autres, à ce
degré que le malade n'a pas l'air d'entendre converser, alors, toutefois, que la parole peut paraître adressée à une autre personne de la
société : j'ai, devers moi, plusieurs observations de cette surdité, qui
peut affecter les deux oreilles, mais assez généralement une seule.
L'odorat, si faiblement paralysé, chez des sujets, qu'ils ne reconnais-
sent son altération que de loin en loin, l'est devenu, chez d'autres,
à un degré assez intense pour les empêcher d'apprécier les odeurs
les plus usuelles comme les plus franches; et, cela, d'une seule na-
rine ou des deux, mais bien plus souvent de l'une et de l'autre. La
voix, affectée, chez des sujets, de manière à ne les priver que de pro-
noncer distinctement certains mots, va, chez d'autres, jusqu'à leur
interdire, même habituellement, de tenir une conversation tant soit
peu soutenue. Le toucher, à peine émoussé, dans quelques cas,
oblige, dans quelques autres, d'employer les yeux à rectifier les erreurs trop fréquemment commises par le sens dont je signale l'altération. Pour le visage, sans mouvement si je puis ainsi dire, ou presque insensible, chez telles personnes, il est atteint, chez telles autres,
dans l'une et dans l'autre facultés, soit des deux côtés, soit d'un seul.
Variétés un peu moins nombreuses, mais aussi tranchées, dans cette
paralysie occupant les membres proprement-dits. Je l'ai rencontrée
localisée : à l'avant-bras et à la main du côté droit, où la vie ne se tra-
duisait que par des picotements ; à la jambe et au bras gauches, où la
vie ne se manifestait guère, non plus, que par des fourmillements ; aux
jambes et aux cuisses, qui n'étaient sensibles que sous une forte pression, laquelle, exercée sur les pieds, n'amenait pas toujours ce résultat.
A cette perte, presque complète, de sentiment se joignait, dans le
bras droit d'un autre malade, la perte du mouvement à un degré semblable. Chez un dernier malade, les membres inférieurs, à partir des
lombes, avaient une telle difficulté à se mouvoir, que cette personne
ne parvenait pas à les changer de place, sans s'aider des mains. Variétés
encore moins nombreuses, mais tout aussi tranchées, dans cette paralysie occupant la vessie, le rectum, les organes séxuels. Ainsi, l'é-
mission des urines, habituellement embarrassée, n'a lieu parfois
qu'après des efforts considérables; ou bien les urines, toujours difficilement rendues, peuvent éprouver une suppression de vingt-quatre,
trente-six heures et plus. Dans un cas, compliqué de gêne dans la

parole, d'affaiblissement de la vue, l'urine ne sortait, depuis trois ans passés, qu'au moyen de la sonde. Ce même sujet, à peine adulte, n'allait à la selle que par lavements, qu'il lui arrivait de ne pouvoir rendre sans se presser le ventre. Si, chez une autre personne, le rectum, atteint à un moindre degré dans sa contractilité, ne laissait que rarement passer les matières fécales, malgré la précaution qu'on prenait de les ramollir le plus possible; chez une dernière personne le rectum avait sa sensibilité si débilitée, qu'il ne pouvait retenir les excréments, mais surtout les glaires qui les enduisaient d'habitude. Pour les organes génitaux, ils sont plus ou moins oublieux des actes vénériens, dont l'accomplissement accidentel devient douloureux chez la femme et énervant chez l'homme. Terminons en signalant combien peuvent se trouver altérées, et, souvent, d'ancienne date, chez ces malades, les fonctions les plus simples, les moins complexes de l'organisme entier.

Paragraphe V.

Ensemble de la Poitrine.

Spasme Pectoral ou Angine de Poitrine.

L'appauvrissement de l'économie qui s'est établi par la vie animale ou de relation, affecte-t-il, de préférence, l'ensemble de la poitrine, il engendre un spasme pectoral ou une angine de poitrine, pouvant se compliquer d'expectoration, soit sanguine soit muqueuse, comme aussi de battements de cœur, et dont voici le tableau.

Cette angine de poitrine consiste en une constriction angoissante du thorax, survenant d'une manière brusque, mais le plus souvent après augmentation de l'agacement nerveux, de l'inquiétude vague, des pandiculations réitérées, des malaises particuliers, de la lassitude générale, et de bien d'autres symptômes ressentis, d'habitude, par les sujets qui sont prédisposés à souffrir cette forme de spasme pectoral. Elle a lieu plus ou moins intense, superficielle plutôt que profonde, et passagère ou durable, en s'accompagnant d'un degré variable de dyspnée avec ou sans toux, de palpitations de cœur, d'embarras cérébral, ainsi que de beaucoup d'autres troubles fonctionnels; conséquences inévitables des désordres éprouvés conjointement par les principaux organes ou appareils de l'économie.

Cet ensemble des traits caractéristiques de cette angine de poitrine est rarement uniforme. En effet, tantôt la constriction et l'angoisse, par lesquelles la scène s'ouvre, sont bornées à une seule région du thorax, comme sa partie antérieure, sa partie postérieure ou bien l'une et l'autre à la fois, comme encore ses régions claviculaires, sternale, ou celles situées entre les épaules, sous les omoplates, soit réunies, soit séparées. Tantôt, au contraire, ces premiers symptômes occupent toute l'étendue de la poitrine, et même en dépassent les limites; en haut, pour gagner le cou qui en est étreint, les mâchoires qui en sont comme paralysées; en bas, pour se propager à l'épigastre et même à l'ombilic, aux reins et jusqu'aux hanches. Si, dans des cas, ces symptômes sont légers, restent extérieurs et passent vite; si, dans d'autres, ils sont plus marqués, pénètrent jusqu'à l'intérieur et durent davantage; il y a des cas aussi où ils se montrent intenses, attaquent profondément les tissus, et persistent longtemps. Parfois la gêne de la respiration consiste en une simple dyspnée, sans la moindre toux; parfois aussi elle passe à l'état d'oppression assez grande, avec plutôt que sans une toux saccadée et impatientante; d'autres fois encore elle revêt le caractère de la suffocation, même imminente, en s'accompagnant d'anxiété extrême, d'une toux de nature pareille à celle qui a lieu dans la circonstance précitée, mais bien plus fatigante, et suivie de l'expectoration de quelques mucosités glaireuses, striées ou non de sang. Pour les palpitations de cœur, elles se traduisent, dans des circonstances, par des mouvements sans douleur sensible, dans d'autres, par des secousses, soit larges, soit concentrées, mais toujours fortes sinon très-vives; il est des circonstances encore où elles se font tumultueuses, avec cardialgie violente, atroce même. L'embarras de tête qu'en même temps ces malades éprouvent, peu marqué chez les uns, est si prononcé chez les autres que, dans le nombre, on en voit dont le cerveau se trouve pris, au point de ne leur plus permettre de se rendre compte des souffrances qu'ils endurent, notamment des troubles gastriques, intestinaux, musculaires et autres qui se passent réellement en eux. La preuve de la réalité de ces derniers troubles, c'est qu'ils se manifestent au dehors par des éructations, des vomissements, par des borborygmes, des vents et aussi des selles involontaires, par des soubresauts des extrémités, des bonds des membres entiers, par des convulsions même; c'est qu'ils se manifestent également par une sueur froide, localisée au front, sur les joues qu'elle peut baigner, ou étendue au-devant de la poitrine, entre les épaules sur lesquelles elle peut ruisseler, et par une incontinence d'urine plus ou moins opiniâtre. Ces nouveaux désordres, à vrai dire, se dissipent peu après l'apparition de la crise qui les a occasionnés, mais non pas toujours sans que les patients qui ont eu à les supporter, n'en conservent, irrésistiblement, un souvenir qui fait leur désespoir. Telle, du moins, paraissait être la nature du sentiment qui se peignait sur le visage pâle et terne, sur la physionomie visiblement décomposée de ceux de ces malades les plus âgés qu'à l'égal d'un vieillard de 67 ans, j'ai eu la satisfaction de guérir de ce spasme pectoral. Les mêmes impressions sinistres se réfléchissaient sur les traits amaigris et attérés de deux jeunes gens, lesquels en proie, depuis plusieurs mois, à des accès foudroyants de cette espèce d'angine de poitrine, en appréhendaient continuellement le retour. Il était redouté avec raison par ces dernières personnes, et surtout par un autre jeune homme, lequel, maintes fois, pendant les cinq années qu'il fut, presque chaque jour, soumis à ce mal cruel, avait touché aux portes du tombeau.

Paragraphe VI.

Appareil Digestif.

Névrose de la Digestion.

L'appauvrissement que nous voulons désigner, influence-t-il, d'une façon plus directe, l'appareil digestif, il forme une névrose de ses principaux organes dont les symptômes suivent.

Cette névrose se traduit par des douleurs vives, ressenties superficiellement ou profondément dans l'abdomen, et qui, d'abord vagues et passagères, finissent par se fixer à l'épigastre, aux intestins, au foie, aux reins, à la vessie ou bien au rectum, selon celui de ces organes qui est le plus attaqué. Ces douleurs, toujours précédées, accompagnées ou suivies d'une soif irrégulière, d'un appétit capricieux, avec langue d'aspect variable, et diminuées ou augmentées par la digestion proprement-dite, même par une occupation intellectuelle ou simplement un travail corporel; ces douleurs, dis-je, présentent des phénomènes distincts pour celui de ces principaux organes abdominaux dans lequel elles se sont localisées. — L'estomac est-il plus particulièrement atteint, il y a des tiraillements épigastriques, constants ou éventuels, et les digestions, laborieuses, même dès leur début, ainsi que pouvant produire des éructations, des crampes, voire aussi des vomissements, ne s'opèrent pas sans gonflement, mais de préférence resserrement au creux de l'estomac ; région qui, en dehors de ce temps, est rétractée, douloureuse, plutôt que ballonnée, insensible. — Sont-ce les intestins que le mal frappe davantage, les tiraillements se font sentir dans le ventre d'une manière permanente ou accidentelle, et les digestions, plus ou moins pénibles, même dès qu'elles commencent, finissent par produire des tranchées dans la région ombilicale, où il peut exister, en dehors de cet acte, de la douleur, au lieu d'insensibilité, et du météorisme, mais plus généralement de la rétraction. — Le siége du mal est-il surtout dans le foie, le sujet ressent au-dessous des fausses-côtes droites, même étant à jeûn, soit une simple gêne, soit une véritable douleur; impressions morbides qui augmentent, tantôt avec vomissements, tantôt sans vomissements, et un peu moins ou un peu plus de temps après les repas, que n'en mettent à se déclarer dans les gastralgie et entéralgie dont il vient d'être parlé, les crampes, les tranchées, qui en sont l'expression la plus commune. — Les reins se trouvent-ils plus lésés, c'est dans les lombes que le sujet accuse une tension, un empâtement, habituels ou fortuits, et qui se changent, plus ou moins de temps après l'ingestion des aliments solides ou liquides, en une douleur, parfois très-aiguë et assez tenace. — Est-ce sur la vessie que l'affection se réfléchit préférablement, les symptômes consistent en des besoins impérieux d'uriner, lesquels sont assez éloignés ou très-rapprochés de l'alimentation, lesquels aussi occasionnent, dès qu'ils se font sentir, du chatouillement à l'extrémité de l'urètre, et, pendant qu'ils s'accomplissent, de l'ardeur le long de ce canal; dernière sensation qui persiste quelques instants après qu'a été rendue une urine, claire plutôt que trouble, et ordinairement peu abondante. — L'affection occupe-t-elle plus spécialement le rectum, on éprouve dans le dos une sorte de pesanteur qui est presque habituelle, et, les selles qui, rares et dures plutôt que fréquentes et molles, ont lieu toujours pénibles, peuvent ne s'effectuer qu'à la suite de besoins répétés et fatigants, ainsi que s'accompagner d'irritations à l'anus soutenues et énervantes. — Ajoutons qu'en général, l'ensemble de ces symptômes est précédé par une sensibilité délicate, un sommeil léger et souvent agité, de la lassitude...., ainsi que suivi par une calorification irrégulière, des sécrétions anormales, une nutrition viciée.....

Ces caractères spéciaux de cette névrose varient considérablement, mais surtout eu égard à son siége le plus restreint, le plus apparent. En effet, si, tant qu'elle est vague et passagère, la douleur
pathognomonique de ce nouvel état morbide , peut rester à peine
perçue, se montrer extérieure et se dissiper par l'acte digestif, même
par une occupation d'esprit ou de corps, au lieu de devenir acérée,
d'être ressentie intérieure et de s'accroître par la digestion, même
par un travail cérébral ou musculaire; si les modifications survenues
dans la soif et dans l'appétit , tant que cette douleur est disséminée
dans l'abdomen , peuvent ne consister qu'en une faible sécheresse
de la bouche, qu'en une certaine diminution de la faim, associées à
une langue assez normale , au lieu de se traduire par une altération
intense avec une langue effilée et garnie d'aspérités , par une aversion complète pour les aliments avec une langue large et unie ; les
souffrances qui proviennent de la fonction propre à l'organe directement affecté par cette névrose, présentent des différences plus nombreuses, plus saillantes. — Ainsi, au sujet de l'estomac : Les tiraillements épigastriques, plus ou moins vifs, même durant la vacuité
de cet organe, se changent parfois en spasmes d'une violence excessive; que l'on ait ingéré de la nourriture ou que l'on soit à jeûn. Les
éructations, momentanées chez certains malades qui n'y font aucune
attention , sont continuelles chez d'autres qui ne parviennent à les
suspendre qu'en retenant plus ou moins leur haleine, qu'en provo-
quant des bâillements soutenus. Les crampes, à peine sensibles chez
les premiers qui les dissipent par de légères frictions, acquièrent chez
les seconds une si grande intensité , qu'afin de se calmer , ils sont
contraints de se presser fortement la région épigastrique, à l'aide des
mains, des bras, et même contre un meuble. Les vomissements, qui
sont presque exclusivement formés de matières alimentaires, lorsque
surtout cet acte morbide est peu fréquent, rares et volontaires dans
la majorité des cas, se montrent dans un petit nombre réitérés à ce
point, que quelques sujets les voient, malgré eux , s'effectuer outre
mesure. Ces vomissements ont lieu alors, soit immédiatement ou peu
de temps à la suite des repas, soit huit, dix heures et plus, après les
repas ; ainsi que je l'ai rencontré , particulièrement dans un cas où
ils revenaient tous les jours depuis plusieurs mois, quoique la nourriture eut été réduite à un bouillon léger : bu dans la matinée , il
était rejeté le soir, après mille angoisses. Ajoutez à ces maux que
s'ils existent parfois avec distension, mais plutôt resserrement, peu
considérable, à l'estomac, ce dernier simptôme, qui ne se borne pas
toujours à cette seule région de l'abdomen, acquiert souvent un degré tel, que l'épigastre paraît comme caché sous le diaphragme. Ajoutez encore que si, en dehors des digestions, cette région est tout-à-
fait insensible chez plusieurs de ces malades, elle reste, même alors,
plus ou moins douloureuse chez certains d'entre eux, parmi lesquels
il y en a qui sont martyrisés par cette série, à peine interrompue, de
souffrances. — Ainsi , au sujet des intestins : Si la sensation de ti-
raillement , existant dans la région ombilicale lorsque la faim ou la
soif commande, est éprouvée à un degré peu prononcé par quelques-
uns des malades auxquels nous faisons allusion; cette sensation acquiert chez la plupart une intensité telle, que certains d'entre eux la
comparent à un véritable déchirement d'entrailles. Si les tranchées,

produites par la digestion de la nourriture ingérée à la suite de l'appel
instinctif qui a eu lieu, sont à peine perçues par quelques-uns de
ces malades avant que les aliments ou les boissons soient parvenus
dans les intestins, dont la masse est rétractée contre la colonne ver-
tébrale, plutôt que météorisée, et que calme une pression, même forte ;
ces tranchées sont éprouvées par certains autres dès que la nourriture atteint l'estomac, et même si violemment que, dans le nombre,
j'en ai vu se rouler à terre d'une manière désespérante. De plus,
il peut se faire que ces souffrances se dissipent rapidement chez ceux
de ces sujets les moins affectés ; tandis qu'elles persistent chez tels
autres des heures entières, sans pour-ainsi-dire leur laisser un instant de répit. — Variétés également dans les caractères propres à
cette névrose du foie : La gêne ou la douleur éprouvée aux fausses-
côtes droites, peut se propager au-delà de cette région, soit vers l'épigastre, soit vers l'ombilic, mais plus communément s'étendre vers
le rein du même côté, où elle persiste plus qu'ailleurs. Ces souffrances, à peine accrues par la digestion chez les sujets qui ont peu de
mal, redoublent par cette fonction chez ceux qui en ont davantage.
Aussi, pendant que les premiers ne craignent pas trop de manger ou
de boire, les seconds se privent autant que possible d'aliments et de
boissons, lorsque surtout il résulte de leur usage des vomissements,
dont les secousses, violentes en général, n'aboutissent en général
aussi qu'à amener quelques mucosités, à peine teintes de bile. No-
tons encore la non-uniformité du moment des repas dans lequel se
produit l'accroissement des souffrances que peuvent endurer les personnes atteintes de cette hépatalgie ; car, si c'est presque au sortir
de table que ces souffrances augmentent chez tels de ces malades,
ce n'est que plus ou moins de temps après qu'a lieu ce résultat chez
tels autres de ces patients. — Variétés également dans les symptômes propres à cette névrose des reins : La tension ou l'empâtement
qui existe dans les lombes, peut, par le fait de la digestion, se changer, non-seulement en une douleur très-aiguë, très-tenace, mais
encore en une douleur qui se propage aux flancs, surtout vers le
droit, à la vessie et jusqu'aux parties génitales. Cette augmentation
de souffrances peut même se compliquer de soulèvements de cœur
plus ou moins réitérés, et, aussi, de vomituritions plus ou moins
énervantes. Mais ces phénomènes, rarement immédiats à l'alimentation, surviennent plutôt quelques heures après les repas, sur la fin
de la digestion. — Pour les différences symptômatiques présentées
par la vessie atteinte de la névrose dont je parle : Si les envies im-
périeuses de rendre les urines, ne sont guère plus réitérées que d'habitude dans des cas ; elles se renouvellent continuelles dans d'autres.
Si le chatouillement urétral qu'elles occasionnent, est d'ordinaire
peu sensible ; il ne laisse pas que de devenir parfois impatientant. De
même pour l'ardeur que ces besoins d'uriner produisent le long de ce
canal : habituellement d'un degré supportable ; elle devient par exception intolérable. Disons en outre que cette dernière sensation,
qui dans tous les cas persiste un certain temps après l'émission des
urines, se perpétue pour-ainsi-dire dans quelques-uns. Disons encore que l'urine, qui dans ces cas aussi est ordinairement limpide, peut
quelquefois perdre de sa transparence. Faisons remarquer enfin que,
si le plus souvent l'urine n'est pas abondante, elle peut accidentellement

être rendue en quantité considérable. — Pour les différences symptomatiques présentées par le rectum atteint de la même névrose que
celle qui produit le spasme vésical que nous venons d'étudier : Si
la pesanteur presque habituellement éprouvée au dos, est peu sensible dans des cas; elle est plus prononcée dans d'autres, où il semble que cet intestin va faire hernie. Si les envies d'aller à la selle
sont aussi rares qu'éloignées des repas chez certains de ces sujets,
qui gardent à peine souvenance des épreintes que la défécation dé-
termine; elles se font ressentir aussi fréquentes que rapprochées des
repas chez tels d'entre eux, qui en redoutent l'accomplissement, tant
il est douloureux. Il peut arriver en outre que les envies de se présenter à la garde-robe, au lieu de se dissiper peu après la sortie des
fèces, se continuent, en simulant de nouveaux besoins qui finissent
par plonger ces personnes dans un accablement, dans une prostration, qui les décourage, les désole. J'ai même traité de ces malheureux chez lesquels ce phénomène morbide devenait presque une infirmité ; en surgissant à toute heure du jour et même de la nuit, au
milieu d'un travail assidu, d'une occupation sérieuse, ou d'un sommeil déjà trop faiblement réparateur ; en se prolongeant plusieurs
heures, des demi-journées et même davantage.— Si, encore, à toutes ces particularités se limitaient celles qu'offrent les symptômes de
ces névroses; mais il m'en reste à signaler, dont les unes précèdent,
dont les autres suivent la formation de cet état morbide des organes
digestifs. Parmi les premières de ces particularités s'offre, d'abord,
la sensibilité, qui, toujours délicate chez ces malades, l'est à un si
haut degré, parfois, chez quelques-uns, qu'ils sont, alors, facilement
agités, impatients, ainsi que tristes, inquiets, et même d'une grande
mobilité. Cette mobilité, qui contraste assez avec leur faiblesse habituelle, ne leur permet pas de rester longtemps en place, les pousse
au contraire à aller, venir, à changer d'occupation, chercher des dis-
tractions nouvelles. S'offre, ensuite, le sommeil qui, presque toujours léger, l'est à ce point, chez quelques-uns aussi de ces malades,
qu'il s'interrompt sous l'influence du moindre bruit, du plus faible
mouvement imprimé à leur couche, du plus léger attouchement d'une
partie de leur corps. Conserve-t-il, accidentellement, plus de résistance, une autre anomalie l'attaque : il devient troublé par des rêves multipliés, incohérents; lesquels, parfois, ne se dissipent pas
avant que le malaise qu'ils paraissent procurer à ces patients, ait porté
à les y soustraire par un réveil ordinairement, alors, assez difficile à
obtenir. Ce sont surtout ces derniers sujets chez qui l'accablement,
commun à tous, est des plus apparents; car ils semblent comme af-
faissés sous leur propre poids; car on les voit ne se décider qu'avec
peine à se livrer à quelque occupation, à faire tant soit peu d'exercice; car ils restent volontiers immobiles, et plus ou moins absorbés
en eux-mêmes, dans le premier lieu où ils se trouvent, sur le premier siége où ils se sont laissé tomber pour-ainsi-dire.... Parmi les
secondes de ces particularités comptent des frissons ou des bouffées
de chaleur, soit momentanées, soit soutenues; de la transpiration ou
de la sécheresse à la peau, lesquelles varient d'intensité; un amaigrissement, qui peut devenir excessif....

Paragraphe VII.

Régions les plus liées a l'Innervation Cérébro-Spinale.

Névralgie.

L'appauvrissement en question, s'appesantit-il, davantage, sur les régions du corps les plus liées à l'innervation cérébro-spinale, il crée une névralgie dont voici la description.

Les traits les plus saillants de cette névralgie sont : une douleur vive, instantanée plutôt que durable, mobile plutôt que fixe, accidentelle plutôt que périodique; existant avec élancements, mais d'ordinaire sans chaleur, ni rougeur, ni tension dans l'organe qui en est le siége; avec aussi mouvement de cet organe naturellement gêné, ou instinctivement enrayé pour éviter les souffrances qui peuvent alors en résulter; avec encore formication et même torpeur locales, plus ou moins fatigantes; et toujours précédée d'un trouble habituel dans la sensibilité générale, l'aspect du visage, l'état de l'esprit..., comme également dans la calorification, les sécrétions, la nutrition...

Mais tous les malades atteints de cette névralgie n'offrent pas l'ensemble de ses principaux symptômes à un égal degré. En effet, pendant que la douleur, toujours aiguë, reste supportable aux uns, elle devient intolérable aux autres; et, tandis qu'elle ne dure qu'un instant chez telles de ces personnes, elle persiste plus ou moins chez telles autres. En effet encore, au lieu de se présenter mobile, comme dans la plupart des cas, jusqu'à passer, avec la rapidité électrique, d'un des points de la vie de relation à un ou plusieurs autres de cette même vie, tout en parcourant de préférence les membres inférieurs, les genoux, l'articulation du pied avec la jambe, et aussi les reins, les membres supérieurs, les poignets, l'articulation de l'épaule avec le bras; la douleur, dans quelques cas, se fixe, mais d'habitude pour peu de temps, sur certaines régions. Je l'ai rencontrée, ainsi localisée, aux parties latérales des jambes et des pieds; aux creux des jarrets et aux côtés des genoux; à l'hypocondre droit; au flanc gauche; sur le sein de ce côté du corps; entre les épaules et le long des bras; entre les épaules aussi et vers le bas du cou; entre les épaules encore, ainsi qu'au-devant de la poitrine, dont cette névralgie longeait le côté droit pour se perdre à l'angle correspondant de la mâchoire. Je l'ai même rencontrée localisée, au degré indiqué, sur les tempes; sur le sourcil gauche ; sur les oreilles ; sur la paupière inférieure droite; au-dessous de la pommette de ce côté du corps; à l'aile gauche du nez; à la partie moyenne de la branche horizontale droite de l'os maxillaire; sur toute la partie supérieure de ce côté du visage. Cette douleur, survenant de temps à autre, mais sans régularité aucune en général, peut aussi reparaître presque à époques déterminées, chez la femme du moins. Pour l'élancement qui l'accompagne toujours, qu'il soit unique ou multiple ; s'il a lieu d'ordinaire sans chaleur, ni rougeur, ni tension, dans le point où on le ressent,

5

il lui arrive quelquefois de causer plus ou moins d'accélération dans le pouls. Pour la gêne, forcément survenue dans les mouvements de la région qu'occupe cette douleur, ou leur suspension qui est prudemment opérée; si, le plus souvent, le premier de ces deux nouveaux symptômes est peu considérable, et le second seulement momentané, il arrive aussi que cette région ne peut, durant un certain temps au moins, exercer d'action. A l'égard de l'espèce de fourmillement et même d'engourdissement locaux, que j'ai noté accompagner encore assez habituellement la douleur pathognomonique de la névralgie en question; ces symptômes, aussi peu sensibles que peu désagréables chez le plus grand nombre des sujets qui les ressentent, sont aussi marqués qu'impatientants chez quelques autres. — En outre, tous ces malades paraissent d'une irritabilité plus ou moins grande; laquelle, antérieure à la névralgie, s'accroît par le fait des souffrances que cette augmentation de maux leur occasionne. Tous aussi ont les traits d'une mobilité accoutumée, qui, par ces mêmes souffrances, se change en un agacement plus ou moins pénible à voir. Tous encore vivent dans une disposition d'esprit qui les rend plus ou moins ennuyeux aux personnes qui les entourent et à eux-mêmes; lorsque surtout ils sont en proie à quelque exacerbation de leur mal... Ces malades, enfin, ont des frissons momentanés, et des bouffées de chaleur passagères; une peau tantôt aride, tantôt baignée de sueur, et des urines, ou rares, ou abondantes; une lenteur de digestion, une maigreur, et un affaiblissement qui peuvent être très-prononcés....

CHAPITRE TROISIÈME.

DIMINUTION

DE LA VITALITÉ HUMAINE

Survenue par l'un ou par l'autre des grands rouages de l'économie depuis un temps plus ou moins long.

En survenant par l'un ou par l'autre des grands rouages de l'économie, c'est-à-dire, soit par sa fraction végétale ou de nutrition, soit par sa fraction animale ou de relation, la diminution de la vitalité humaine peut, après plus ou moins de durée, se comporter de manière à se manifester sur certains des tissus communs aux deux vies, ainsi que de manière à se manifester, simultanément, sinon à un égal degré, sur quelques-uns de leurs appareils principaux.

Étudions les plus importantes de ces manifestations régulières, mais ordinairement tardives à se produire, de la déperdition vitale dont il s'agit; et, dans cette étude, suivons une marche analogue à celle adoptée aux précédents chapitres de la présente division de cette deuxième partie de notre œuvre.

ARTICLE I.

AFFAIBLISSEMENT DE L'ORGANISME

QUI S'EST ÉTABLI PAR L'UNE DES DEUX VIES,

Pour se montrer sur leurs tissus communs.

Parmi les tissus communs aux deux vies qu'il arrive à l'affaiblissement de l'organisme d'influencer après son infiltration par l'une d'elles, nous choisirons ceux sur lesquels ce résultat est le plus fréquemment observé, comme le plus facilement constaté; et nous réunirons dans le même paragraphe, soit différentes formes de l'affection d'un même tissu, soit plusieurs tissus dont l'analogie de texture ou de fonction donne lieu à des formes pathologiques qui ont de la ressemblance.

*Paragraphe I*er.

TISSU CUTANÉ.

Éruptions et Ulcères de la Peau.

La diminution de la vitalité survenue, en sous ordre, par cette voie partielle, agit-elle, de préférence, sur la peau; elle amène les éruptions et les ulcères de ce tissu qui vont être décrits.

Ces éruptions, qui varient de forme, d'étendue, et qui simulent la dartre lorsqu'elles siégent sur la peau proprement-dite, la teigne lorsqu'elles siégent sur le cuir chevelu, sont peu vives, entraînent à peine de la desquamation, et démangent faiblement, pour l'ordinaire. Ces ulcères, variables en forme et en étendue, présentent une surface pâle ou rose, plutôt lisse que chagrinée, et enduite d'un pus clair, liquide, à moins de circonstances accidentelles.—Mais ces altérations de la peau ne se présentent pas sans avoir été précédées, depuis plus ou moins de temps, par les troubles fonctionnels généraux qui sont propres à notre fièvre lente et à notre affection nerveuse.

J'ai rencontré un grand nombre de ces éruptions, et plusieurs de ces ulcères.—La première de ces éruptions de la peau proprement-dite que je rapporterai, observée chez une demoiselle âgée, siégeait sur les côtés de la nuque, au-dessus de l'épaule droite, aux plis des bras, des cuisses et des jarrets : elle était de couleur pâle, d'aspect chagriné, démangeait, et datait de trois ans. La seconde, chez un maître de chai, tenait le tour du front, en s'étendant des tempes le long des favoris; et la troisième, chez un gabarrier, tenait les oreilles : celle-là était jaunâtre, légèrement squameuse; celle-ci était rosée, presque écailleuse; et toutes deux avaient plusieurs années d'ancienneté. Une quatrième, observée chez un piéton rural, siégeait, depuis plus de 3 ans, sur la lèvre supérieure, en remontant dans le nez : elle s'offrait assez vive, et même suppurait. Une cinquième, chez un garçon d'hôtel, occupait, depuis deux ans et demi, la lèvre supérieure aussi et les

doigts de la main droite : elle était de couleur violette, et furfuracée.
Une sixième occupait presque tout le nez chez une dame assez âgée :
elle était bleuâtre, et parsemée, quelquefois, de vésicules imperceptibles qui faisaient éclater l'épiderme... Deux des éruptions en question, couvraient le menton d'un cultivateur et de la femme d'un
pêcheur, en s'élevant de cette région vers les joues chez ce dernier
sujet : celle-là avait trois ans de durée, paraissait roussâtre et légèrement fendillée, avec sécrétion; celle-ci comptait sept ans d'ancienneté, et paraissait animée. Une neuvième couvrait le front ainsi
que le mollet droit d'un garçon boulanger, et une dixième couvrait
presque tout le visage de la jeune femme d'un propriétaire : la première des deux, terne et à peine farineuse, datait d'un an et demi;
la seconde ne remontait qu'à quelques mois, mais s'offrait bourgeon-
née. C'était sur l'épaule gauche d'une dame, encore jeune, que siégeait la onzième de ces éruptions : elle était vive avec de petits bou-
tons qui saignaient facilement, et elle datait seulement de cinq mois.
C'était au dos que chez un bijoutier, un meunier, un laboureur, siégeaient les douzième, treizième et quatorzième de ces herpes, prises parmi celles que j'ai guéries : toutes trois étaient rougeâtres et
anciennes, l'une de cinq années, l'autre de trois mois, la dernière de
sept. Le mal tenait les bourses chez un vigneron très-vieux, la partie interne des cuisses chez un négociant, la jambe droite chez un
fabricant de chaises, et toute la surface des membres inférieurs chez
un propriétaire : ancienne de quelques années, et jaunâtre ainsi que
furfuracée, dans le premier et le second de ces derniers cas, l'affection ne remontait qu'à quelques mois dans le troisième où elle avait
presque le même aspect, mais comptait bien plus de durée dans le
quatrième cas, où elle était écailleuse en divers points de son étendue et occasionnait un prurit fatigant... A tous les cas de ces éruptions du cuir chevelu que j'ai traitées avec succès, j'emprunte ceux
qui suivent : Dans le premier l'affection, assez récente, siégeait sur
le sommet de la tête d'un propriétaire; et dans le second elle occupait, depuis longues années, tout le crâne d'un boucher : chez ces
deux sujets la base de la chevelure était garnie de pellicules grisâtres,
qui se détachaient par les moindres mouvements imprimés en se
grattant, en se peignant ou même en passant les doigts entre les cheveux. Dans le troisième cas, le mal couvrait le devant, ainsi que le
derrière de la tête chez une jeune fille, en gagnant le front, les oreilles et la nuque; mais s'il datait de trois ans, il ne durait chaque année que plusieurs mois : pendant ce temps, les régions affectées,
d'abord chaudes et cuisantes, laissaient bientôt suinter un liquide
qui, en se concrétant, finissait par former des croûtes minces, pâles
et sans odeur. Dans le quatrième, l'herpès tenait, d'ancienne date,
toute l'étendue du cuir chevelu chez une servante; mais c'était par
plaques, parsemées d'ulcérations lenticulaires, qu'il se présentait. —
Des ulcères en question, que j'ai observés, et au nombre desquels
comptent ces dartres à gerçures séparées, ces teignes à ulcérations
disséminées, dont les guérisons viennent d'être citées; j'extrais les
plus saillants. Le premier d'entre eux siégeait sur la partie inférieure
et externe du mollet gauche, chez un ancien facteur de poste : il avait
l'étendue d'une pièce de deux francs à circonférence irrégulière,
était pâle, fournissait un pus aqueux et datait de sept à huit mois.

Deux de ces ulcères occupaient la partie inférieure et interne de la jambe droite chez un vieux marin, et chez un homme, jeune mais épuisé : le mal, un peu plus étendu que chez le facteur précité, avait une circonférence moins irrégulière, une couleur plus foncée, et fournissait un pus moins aqueux ; il remontait à onze mois chez le premier sujet, à treize chez le second. Dans le quatrième exemple que je citerai, l'affection tenait la cloison interne de l'aile gauche du nez, chez un instituteur primaire : elle était peu étendue, mais paraissait rose quand on avait détaché, avec précaution, la croûte produite par le desséchement d'un pus épais, et elle durait depuis plus d'une année. — Disons, en outre, que les personnes atteintes de ces diverses maladies, présentent un désordre manifeste dans la calorification, les sécrétions, la nutrition, ainsi que dans la sensibilité générale.

Paragraphe II.

Tissu Muqueux des Ouvertures Naturelles.

Ophthalmie, Otite, Coryza, Stomatite, Fissures Anales, Balanite, Vaginite.

L'affaiblissement vital dont il est question, se traduit-il, plutôt, par la muqueuse des yeux, des oreilles, du nez, de la bouche, de l'anus, du gland et du prépuce, du vagin et même du col utérin ; il fait naître les altérations de ces ouvertures naturelles dont voici les caractères.

La muqueuse des yeux est-elle attaquée d'une manière plus particulière, on aperçoit une coloration rougeâtre du globe oculaire et surtout des bords palpébraux, accompagnée d'un peu de chaleur, d'une douleur faible, et de larmoiement avec augmentation de la chassie ; mais sans trouble marqué dans la vue. Sont-ce les oreilles que le mal frappe davantage, on observe une rougeur violacée du conduit auditif externe et même de sa conque, associée à une chaleur médiocre, à une douleur sourde, et à des efflorescences épidermiques avec accroissement du cérumen ; mais sans grande diminution de l'ouïe. Le siége de l'affection est-il plus spécialement dans le nez, il s'ensuit une irritation des cornets olfactifs ou seulement des ailes du nez, qui, compliquée d'enchifrènement et même de sécrétion puriforme, peut vicier l'odorat. La muqueuse de la bouche se trouve-t-elle plus atteinte, le sujet accuse une irritation de la cavité buccale, avec ou sans engorgement des gencives, des glandes salivaires et amygdales, avec ou sans expuition de salive parfois sanguinolente ; derniers symptômes dont l'existence peut altérer le sens du goût. Est-ce sur l'anus que la maladie se réfléchit préférablement, le sujet porte des fissures de cette ouverture, accompagnées de prurit, et même de suintement soit glaireux soit purulent. L'affection occupe-t-elle d'une manière plus directe la muqueuse du gland, du prépuce, il y a dans ces parties de l'inflammation, avec ou sans érosion. Le siége du mal est-il surtout dans la muqueuse du vagin ou de la matrice, il en résulte une inflammation de ces parties, compliquée ou non d'ulcération. — Ajoutons que l'un ou l'autre des groupes morbides dont nous venons de donner les caractères les plus ordinaires, est concomitant d'une lésion prononcée de la calorification, des sécrétions, de la nutrition, ainsi que de la sensibilité générale.

Ces altérations de la muqueuse des ouvertures naturelles, que j'ai observées nombre de fois, varient plus ou moins. — Ainsi, dans l'ophthalmie dont j'entends parler, la rougeur peut se borner à quelques points de la conjonctive soit palpébrale soit oculaire, ou bien occuper toute la surface interne des paupières, en s'étendant au pourtour de la cornée opaque; et la chaleur, la douleur, la sécrétion des glandes lacrymales ou ciliaires qui coïncident avec ce premier symptôme, peuvent acquérir une intensité telle que la vision en soit momentanément troublée. — Ainsi, dans l'otite à laquelle je fais allusion, la rougeur, au lieu de s'arrêter à l'orifice externe du conduit auditif ou à ses parties voisines, peut s'étendre dans la longueur de ce canal comme sur la surface du pavillon de l'oreille; et les symptômes locaux qui escortent cette rougeur, au lieu d'être à peine apparents, peuvent s'accroître à ce degré que la chaleur ait de l'acuité, que la douleur soit aiguë, qu'il se sécrète du pus : augmentation accidentelle de mal qui occasionne une certaine dureté de l'ouïe. — Ainsi encore, dans le coryza en question, pendant que chez des sujets l'irritation est restreinte à l'entrée des narines, dont la sécrétion est seulement augmentée et légèrement viciée, chez d'autres sujets l'irritation occupe une plus grande étendue des fosses nasales, produit un pus par temps assez épais, et détruit presque le sens de l'odorat. — Variétés également dans la stomatite dont je veux parler, car l'irritation, disséminée sur divers points de la bouche, où elle prend la forme aphtheuse, ou bien localisée au voile du palais qui en est épaissi, à la luette et aux amygdales qui en sont gonflées, même ulcérées, peut occuper les gencives; gencives qui, pâles ou à peine rosées, deviennent sensibles, saignent à la moindre mastication, tandis que les dents, ternes et déchaussées, sont vacillantes, que l'haleine acquiert de la fétidité, que le goût se perd. — Variétés aussi dans la fissure anale à laquelle je fais allusion, car, se présentant, chez des sujets, sous la forme d'érosions imperceptibles et indolores, elle est constituée, chez d'autres sujets, par une perte de substance appréciable, douloureuse, au moins lors de la défécation. — Différences également dans la balanite que j'ai l'intention de désigner. En effet, consistant parfois en un simple engorgement, parsemé de plaques violacées plus ou moins étendues, ce mal consiste quelquefois en des ulcérations disséminées, qui laissent suinter un véritable pus, rendent pénibles les fonctions de l'organe, et même se compliquent d'écoulement urétral plus préoccupant que grave. — La vaginite que je désigne ici, ne varie pas moins; puisque l'inflammation, limitée ou étendue, et avec laquelle coïncident toujours des fleurs-blanches bien antérieures à elle, peut, au lieu de se borner à épaissir cette sécrétion, la rendre irritante, contagieuse même. Ces derniers résultats se produisent surtout quand l'inflammation, propagée ou non du vagin au col de l'utérus, se complique de ces ulcères à auréole violacée et à surface lisse, d'où découle un pus que son séjour dans la profondeur de cette région et sa décomposition par l'air dont elle est imprégnée, rendent épais, salé, infect. — De plus, avec les symptômes spéciaux de chacune de ces altérations de la fraction du tissu muqueux la plus voisine de la peau, existent les symptômes de la fièvre lente et de l'affection nerveuse dont nous avons donné les descriptions.

Paragraphe III.

Tissus Cellulaire, Synovial, Séreux.

Hydropisies.

La diminution de vitalité qui s'est établie comme je viens de le dire, frappe-t-elle, surtout, les tissus cellulaire, synovial, séreux ; elle entraîne l'œdème sous-cutané..., l'hydropisie articulaire..., l'épanchement aqueux de l'abdomen, des plèvres..., que je vais dépeindre.

Le tissu cellulaire est-il affecté d'une manière plus directe, on observe un état œdémateux sous-cutané, superficiel ou même profond. Est-ce le tissu synovial que le mal frappe surtout, on aperçoit une hydropisie des articulations, comme aussi des gaînes tendineuses. Le siége de l'affection est-il plus particulièrement dans le tissu séreux, il s'ensuit une ascite, une hydrothorax, comme aussi une hydrocèle, plus ou moins apparentes. — Mais ces lésions qui, en général, se forment avec lenteur, et que recouvre une peau pâle, luisante, amincie lorsqu'elles ont acquis un certain volume, ne se produisent pas sans avoir été précédées, de date plus ou moins ancienne, par notre fièvre lente et par notre affection nerveuse.

J'ai rencontré assez d'exemples de ces hydropisies. — De celles du tissu cellulaire que j'ai guéries, j'extrais les suivants : L'œdème était borné aux pieds chez une petite pensionnaire et une jeune ouvrière en robes, ainsi que chez deux cultivateurs dont l'un était à peine adulte et l'autre déjà vieux. Ce mal s'étendait aux jambes chez un apprenti tourneur, une dame d'à peu près trente ans, et deux propriétaires âgés : il montait aux jarrets chez une cuisinière, et allait jusqu'aux cuisses chez une fille d'auberge. Outre ces régions, l'infiltration occupait les mains chez la jeune femme d'un tailleur de de campagne et une couturière en ville. Ce mal tenait tout le bas du corps d'une domestique, et se répandait sur la surface entière de celui d'un collégien, dont la peau du scrotum était monstrueusement développée : il siégeait au périnée chez un négociant ainsi que chez un commis d'administration publique, et se localisait aux grandes lèvres chez trois femmes, dont l'une n'était pas alors mariée. Enfin, c'était dans le tissu cellulaire situé sous l'omoplate droit d'un forgeron, que l'affection s'était établie, en y simulant un abcès froid. — De ces hydropisies du tissu synovial dont j'ai obtenu des guérisons, l'une occupait, chez une dame âgée, le genou gauche, qui était lourd et volumineux ; l'autre occupait les genoux, les pieds et les mains d'un petit propriétaire. Une troisième de ces hydropisies synoviales tenait les articulations des épaules avec les bras, chez un artisan. Une quatrième de ces hydropisies tenait les jointures principales d'une couturière, âgée de vingt ans environ. Une dernière était localisée dans la région trochantérienne et externe de la cuisse droite, chez un cultivateur aisé. — Parmi les hydropisies du tissu séreux dont l'espèce est ici étudiée, je puis citer : L'ascite que portait la veuve d'un contrôleur des contributions indirectes, ainsi que l'ascite dont était affectée la nièce, encore jeune, d'un curé plus qu'octogénaire. Chez l'épouse d'un menuisier, la distension progressive de l'abdomen avait fait diagnostiquer une première grossesse, qui n'a pas encore eu lieu depuis quatorze ans ; et, chez un pauvre tonnelier, qui, à l'exemple des précédents hydropiques, guérit, malgré sa conformation aussi mince qu'allongée, l'abdomen avait acquis des dimensions démesurées. C'était dans les plèvres que, chez un enseigne de vaisseau, s'était accumulée une sérosité, dont je finis par le débarrasser; tandis que ce mal siégeait dans la tunique vaginale d'un vieux tailleur et d'un jeune paysan, chez lesquels il finit également par céder. — Disons, en outre, que ces malades ont la peau sèche et de couleur pâle ou jaune-citron, les urines abondantes et claires d'ordinaire, une constipation habituelle, ainsi qu'une faiblesse générale; qu'ils ont encore des tiraillements d'estomac, des palpitations, de l'oppression, de l'embarras de tête, et de l'amaigrissement.

Paragraphe IV.

Tissus Musculaire, Fibro-Cartilagineux.

Rhumatismes.

L'affaiblissement auquel je fais allusion, influe-t-il, davantage, sur les tissus musculaire ou fibro-cartilagineux des membres et de telles autres régions; il produit les rhumatismes qui se caractérisent comme il suit.

Le tissu musculaire se trouve-t-il plus directement lésé, le sujet éprouve de la gêne et même de la difficulté à mouvoir ses muscles, qui sont amaigris. Est-ce sur le tissu fibro-cartilagineux que la maladie se réfléchit préférablement, le sujet accuse de la raideur, et même de la rigidité, au pourtour plutôt que dans la profondeur des articulations, qui peuvent ne pas être sensiblement gonflées. — Ajoutons que l'un ou l'autre de ces états pathologiques coïncide avec un haut degré de la fièvre lente et de l'affection nerveuse dont nous avons donné les descriptions.

J'ai recueilli de nombreuses observations de ces rhumatismes, variant par leur siège, qui peut être dans les fibres musculaires ou dans les surfaces articulaires; par leur étendue, qui se borne à quelques fractions du corps ou l'embrasse presque en totalité; par leur intensité, qui est faible ou prononcée; par leur durée, tantôt récente, tantôt ancienne. — Parmi ceux de ces rhumatismes musculaires que j'ai guéris, les uns siégeaient sur les cuisses et les jambes d'une jeune fille, qui en avait la progression embarrassée; les autres siégeaient sur les reins et le haut des cuisses chez un cultivateur, une rentière et un maçon : personnes à la première desquelles il devenait pénible d'exploiter sa petite propriété, tandis que la seconde pouvait à peine se soutenir sur les membres inférieurs qui lui semblaient refroidis, et que la troisième se sentait incapable de continuer son métier. Localisés dans les lombes chez une marchande-ambulante et une vieille demoiselle, qui, par temps, se voyaient obligées de tenir le tronc immobile, pour éviter les douleurs poignantes qui en accompagnaient le moindre mouvement; ces rhumatismes se localisaient dans la hanche droite chez un laboureur, dont la marche, lorsqu'elle n'était pas empêchée, s'opérait avec claudication. D'autres encore résidaient au-devant de la poitrine et au milieu des épaules, sur un monsieur et une dame habitant la campagne. — Parmi ceux de ces rhumatismes fibro-cartilagineux que j'ai traités avec succès, les uns tenaient le genou gauche d'une épicière et le genou droit d'un négociant; régions dont le volume ne paraissait pas augmenté, mais dont les mouvements ne s'opéraient qu'avec lenteur, difficulté et une sorte de résistance mécanique. Les autres de ces rhumatismes tenaient les principales articulations d'un arrimeur et d'un braconnier, chez qui elles devenaient, parfois, assez douloureuses pour les obliger à garder le lit. Un dernier occupait les coude-pieds, les poignets et quelques doigts des mains d'une petite demoiselle, dont la constitution était très-grêle. — Enfin, les variétés de ces deux espèces de rhumatismes coexistent avec une sensibilité délicate, un visage mobile, un moral inquiet, avec aussi une dépression des forces, un teint terne, un estomac languissant....

ARTICLE II.

APPAUVRISSEMENT DE L'ORGANISME

QUI S'EST ÉTABLI PAR L'UNE DES DEUX VIES,

Pour se montrer sur leurs appareils principaux.

Nous bornerons aux plus importants des appareils dont nous entendons parler, l'étude de l'influence que finit par exercer sur eux, l'appauvrissement de l'organisme infiltré par l'une des deux vies; et nous relaterons séparément les groupes symptomatiques résultant du consensus morbide de certains de ces appareils.

Paragraphe Ier.

CERVEAU ET PRINCIPALEMENT ABDOMEN.

Hypochondrie.

La diminution de la vitalité survenue, en sous ordre, par cette voie partielle, affecte-t-elle, d'une manière plus spéciale, le cerveau et principalement la totalité de l'abdomen; elle crée l'hypochondrie dont je vais fournir la description.

Les malades porteurs de cette hypochondrie, présentent, en général et d'une manière presque permanente, les désordres fonctionnels qui suivent: Ils ont, tour-à-tour, la température du corps abaissée ou élevée; chaque sécrétion diminuée ou augmentée; la sensation de la soif ou de la faim, tantôt nulle, tantôt considérable; la digestion lente ou rapide; la circulation ralentie ou précipitée; la respiration, soit superficielle, soit profonde, et le plus souvent accompagnée d'une toux, voire aussi d'une expectoration plus ou moins tranchées. — Des anomalies, non moins successives, existent dans la nuance du teint, l'état de la sensibilité, la portée de l'intelligence, la résistance du moral, l'aspect du visage, la force du sommeil. — Mais le ventre en offre de plus soutenues, puisqu'il y a, habituellement pour-ainsi-dire, dans cette région de la gêne, de la plénitude, de la tension, et même de la douleur à jeûn comme après les repas, avec battements à l'épigastre et même à l'ombilic, ainsi que des bâillements, des flatuosités et des borborygmes, avec aussi une espèce de constriction étendue d'un côté à l'autre des hypochondres et même du flanc droit ; dernières anomalies que, dans certains cas, remplace, du moins par intervalles, un sentiment, plus ou moins trompeur, de vide abdominal. — On observe, encore, de l'amaigrissement, une lassitude générale, et du trouble dans la menstruation.

Mais cette série des désordres fonctionnels caractéristiques de cette hypochondrie, n'existe pas toujours à un égal degré. En effet, l'abaissement de la température est peu sensible ou très-prononcé, surtout aux membres inférieurs et aussi à la chute des reins ; et son élévation est à peine marquée ou très-considérable, surtout à l'abdomen et aussi au-devant du thorax. La diminution de la transpiration cutanée rend, parfois, l'épiderme presque semblable à du parchemin, notamment au dos des mains et jusque sur les avant-bras ; et son augmentation peut faire que la sueur ruisselle, pour-ainsi-dire, principalement sur le ventre et jusque sur la poitrine. La diminution encore de la sécrétion urinaire va, quelquefois, jusqu'à sa suppression à-peu-près totale, avec besoins non moins renouvelés qu'infructueux d'en évacuer ; et son augmentation aussi peut faire qu'à chacun de ces besoins, il en soit rendu en quantité, avec cuissons vives et presque douleurs aiguës. Pour la salivation, pendant que dans des cas la bouche présente une sécheresse que ne diminue seulement pas une succion continuelle, dans d'autres la bouche se remplit d'une humidité que ne parvient pas à tarir une expuition de tous les instants. La soif, assez nulle pour que certains de ces hypochondriaques oublient de boire, même en mangeant, est si considérable chez d'autres, qu'ils éprouvent le désir à peu près continuel de la satisfaire, même en dehors des repas. La faim, assez nulle encore pour que tels de ces hypochondriaques ne pensent pas à prendre de la nourriture, même en présence d'une table bien servie, est si considérable aussi chez tels autres, qu'ils ressentent presque incessamment le désir de manger, même peu après l'avoir fait. La lenteur avec laquelle certains d'entre eux digèrent, est accompagnée d'une propension plus ou moins grande au repos ; et la rapidité avec laquelle cette fonction s'exécute chez certains autres, les laisse plus ou moins libres d'aller et venir. Tandis que les évacuations intestinales sont si rares chez les uns, qu'ils n'en ont que de loin en loin, bien qu'ils éprouvent des besoins réitérés de se présenter à la garde-robe ; elles sont si fréquentes chez les autres, qu'ils vont presque continuellement à la chaise, souvent, il est vrai, pour ne rien rendre. A l'égard de la circulation, si dans des cas elle diminue de force et de fréquence à ce point d'être difficilement perçue ; dans d'autres sa force et sa fréquence augmentent à ce point, que les personnes étrangères à l'art s'aperçoivent de cette anomalie. Au sujet de la respiration, pendant que dans des cas aussi elle se fait sans que ; pour-ainsi-dire, on puisse saisir les mouvements d'élévation et d'abaissement de la poitrine; dans d'autres elle ne s'exécute pas sans que chacun soit frappé du bruit, sourd ou sifflant, que produit l'air en pénétrant dans les bronches. Pour la toux qui peut accompagner cette fonction, si, faible et rare chez quelques-uns de ces malades, elle se dissipe peu après son apparition; forte et répétée chez quelques autres, elle persiste plus ou moins. Pour les crachats qui peuvent résulter de cette toux, s'ils sont difficilement expectorés, même à la suite d'une sorte de raclement de l'arrière-gorge, par quelques-uns encore de ces malades, qui les fournissent semblables à du blanc d'œuf, au milieu duquel nagent parfois des parcelles de matière concrète; ils sont expectorés avec facilité, soit après chaque secousse de toux, soit seulement après une des quintes qu'elle occasionne, par d'autres qui les rendent sous forme de mucosités plus ou moins consistantes. — On observe non moins de différences dans la nuance du teint, qui paraît plombé ou animé; dans l'état de la sensibilité, qui est obtuse ou délicate; dans la portée de l'intelligence, qui s'offre paresseuse ou active; dans la résistance morale, qui reste abattue ou exaltée, et même se pervertit; dans l'aspect du visage, qui se montre atterré ou agacé, et plus ou moins étrange; dans la force du sommeil, qui se fait lourd ou léger, et s'accompagne assez ordinairement de rêves plus ou moins bizarres. — Mais le degré des désordres qui se passent dans l'abdomen, est encore plus tranché. Ainsi, la gêne qui est ressentie dans cette région, supportable pour quelques-uns de ces hypochondriaques, chez lesquels elle se dissipe de temps en temps, devient intolérable pour le plus grand nombre, chez lequel elle persiste, d'ordinaire, en faisant éprouver parfois des impressions étranges. La plénitude qui y existe, simulant chez certains un simple empâtement, si léger par moment qu'ils l'oublient, ressemble trop chez la plupart à un véritable engorgement, plus ou moins prononcé, pour qu'ils ne soient pas souvent portés à s'en forger une idée chimérique. La tension qui y règne, assez peu marquée chez tels de ces malades pour qu'ils la comparent à celle qui suit un repas copieux, et ne s'en inquiètent guère davantage, est si considérable chez tous les autres, qu'ils la croient produite par la présence d'un être vivant, même d'un corps inerte, et se lamentent comme le comporterait une pareille origine. La douleur qui, sous la forme gravative pour le plus souvent, peut s'ajouter à ces symptômes, est faible, momentanée, chez plusieurs d'entre ces sujets, qui la dissipent, ou tout au moins la diminuent, par une pression qu'il peut devenir indispensable de rendre très-grande. Chez quelques-uns, au contraire, elle a une intensité, une persistance, qui les plongent dans de véritables tortures; tortures que n'assoupissent pas toujours les diverses positions qu'ils savent les avoir calmées parfois. C'est surtout dans les cas où cette douleur a lieu, que les pulsations, que j'ai dit exister à l'épigastre et même à l'ombilic pendant et même entre les digestions, se font sentir avec une fréquence et particulièrement une force qui m'effrayèrent autant au début de ma pratique, qu'elles me préoccupent peu depuis que j'en ai l'expérience raisonnée. Pour les bâillements mentionnés, rares dans des cas, mais prolongés de manière à distendre la mâchoire; ils sont courts dans d'autres, mais réitérés de manière à devenir impatientants. Pour les flatuosités, non moins communes que passagères dans des cas, elles se montrent dans d'autres non moins fréquentes que soutenues. Quant aux borborygmes, peu actifs chez telles de ces personnes, qui en ont seules la conscience, ils se passent si prononcés chez telles autres que, quoi qu'elles fassent pour s'y opposer, ils se traduisent au dehors d'une façon plus ou moins désagréable. A l'égard de l'espèce de constriction abdominale, que, sous la dénomination de cercle, de barre, tous ces malades accusent d'un côté à l'autre des hypochondres, et même vers le flanc droit, j'ai à noter qu'assez peu marquée pour que la plupart la comparent à celle qui est produite par la ceinture d'un vêtement trop juste, elle est si développée pour quelques-uns d'entre eux, que ces derniers en assimilent l'effet à celui qui résulterait d'un compresseur mécanique mû avec force. Mais, quelle que soit l'intensité de ces désordres abdominaux, ils sont dans certains cas, ainsi que je l'ai dit, momentanément remplacés par un sentiment de vide, ressenti dans cette région d'une manière parfois si complète, que telc de ces sujets se palpent instinctivement le ventre pour s'assurer si l'absence de sensibilité qu'ils y éprouvent, est aussi réelle qu'elle leur paraît. — J'ai en outre à faire observer, à propos de l'amaigrissement dont sont atteints tous ces hypochondriaques, que s'il est peu apparent chez ceux-ci, il va jusqu'au marasme chez ceux-là. Je ferai observer aussi, à propos de la faiblesse générale accusée par tous ces malades, que, si elle est peu sensible chez les uns, elle est portée chez les autres à ce degré qu'ils ne peuvent se décider à se traîner quelques pas. Je ferai observer enfin, à propos du dérangement menstruel ressenti par toutes les femmes en proie à cette triste affection, que, s'il se traduit chez certaines par un ensemble de malaises aussi supportables que passagers, il se traduit chez telles et telles par une réunion de souffrances aussi poignantes que durables.

Paragraphe II.

CERVEAU ET SURTOUT HYPOGASTRE.

Hystérie.

L'appauvrissement vital dont il est question, intéresse-t-il, plus spécialement, le cerveau et surtout l'hypogastre ; il produit l'hystérie dont voici les caractères.

Les personnes affectées de cette hystérie, ressentent les mêmes symptômes que ceux éprouvés par les sujets affectés de l'hypochondrie ci-dessus étudiée, sauf cette différence, toutefois, que les désordres abdominaux mentionnés chez ces hypochondriaques, sont remplacés, ou seulement masqués, par de l'ardeur, de la pesanteur et même de la douleur à l'hypogastre, avec élancements à l'intérieur et même à l'extérieur de cette région, ainsi que par des soupirs, des hoquets, de l'étouffement, et par du gonflement, de l'abaissement dans cette région, avec aussi sensation de boule s'élevant du bas-ventre vers la tête, pour redescendre à la poitrine, ou bien pour s'arrêter au cou, en se fixant plus particulièrement à la gorge. Ces derniers troubles fonctionnels, en effet, sont dans l'hystérie à laquelle je fais allusion, plus saillants que tous les autres présentés par les malades atteints de cette affection.

Ces symptômes différentiels de cette maladie et de l'hypochondrie dont il s'agit ; varient beaucoup, chez les diverses personnes qui les présentent à l'observation. Si l'ardeur hypogastrique ressentie par tous ces hystériques, ne porte que rarement les uns à penser à en diminuer le degré ; elle pousse continuellement les autres à essayer d'y réussir. Si encore la pesanteur, existant dans cette région, reste toujours à peine incommode pour ceux-ci, elle devient très fatigante pour ceux-là. Pour la douleur qui est concomitante, tandis que beaucoup de ces hystériques la supportent sans trop s'en plaindre, au moins ordinairement ; quelques-uns ne l'endurent pas toujours sans jeter des cris déchirants. Quant aux élancements qui peuvent avoir lieu à l'intérieur et même à l'extérieur de l'hypogastre, peu sensibles chez quelques-unes de ces personnes, qui n'en souffrent réellement que par hasard ; ils sont très prononcés chez plusieurs d'entre elles, qui, pour comble de malheur, les éprouvent très-réitérés. A l'égard des soupirs que poussent ces hystériques, rares autant que légers dans des cas, ils se montrent fréquents autant que profonds dans d'autres, où ils sont quelquefois entrecoupés de sanglots mal étouffés. A l'égard encore des hoquets mentionnés, peu communs dans des cas également, mais non moins réitérés que bruyants lorsqu'ils viennent à se manifester ; ils sont presque habituels dans d'autres, mais, en revanche, moins successifs et moins fatigants. Au sujet de l'étouffement qui peut suivre ces derniers symptômes, j'ai trouvé qu'à peine sensible dans la majorité des cas, il lui arrivait, dans quelques-uns, de s'établir assez intense pour amener presque de la suffocation. A propos du gonflement que ces malades éprouvent à l'hypogastre, aussi faible que durable chez tels d'entre eux, qui ne s'en préoccupent guère ; il se montre aussi développé que passager chez tels autres, qui continuent à s'en inquiéter lors même qu'il s'est dissipé depuis long-temps. A propos encore de l'abaissement ressenti dans cette région, peu apparent chez quelques-uns de ces mêmes malades, parmi lesquels il y en a toutefois qui, le jugeant très-marqué, cherchent à le dissimuler ; il est extraordinairement prononcé chez quelques autres, dans le petit nombre desquels on en voit qui, ne s'en doutant seulement pas, soutiennent même qu'il n'a pas lieu, à moins qu'on ne fixe leur attention sur cet état pathologique. Il peut, en effet, alterner chez eux avec une sorte d'élévation, de refoulement en haut, d'une partie ou de la presque totalité des organes qui sont contenus dans l'hypogastre ou en dépendent ; impression dont l'étrangeté leur masque celle qu'ils doivent éprouver de l'abaissement en question. Au sujet, enfin, du sentiment de boule s'élevant de cette région vers la tête, soit pour redescendre à la poitrine, soit pour s'arrêter au cou en occupant surtout la gorge, j'ai à faire remarquer qu'aussi fugace que rare chez certains de ces hystériques qui n'y prennent pas plus garde que s'ils ne l'éprouvaient point, il est aussi durable que fréquent chez la plupart des autres qui, en souffrent et s'en tourmentent plus ou moins, mais, chacun, différemment, pour-ainsi-dire, sous le triple rapport du point de départ, de l'étendue du siège, et du degré d'intensité de ce symptôme. En effet, les femmes sentent l'impression qui le traduit, partir de la matrice, et les hommes des parties génitales. D'autres disent que cette impression leur paraît plutôt venir de la vessie, du rectum, ou bien de la masse entière des organes contenus dans le bas-ventre. Il est même de ces hystériques qui rapportent le point de départ de ce symptôme à la couche musculaire qui, presque à elle seule, forme l'extérieur de cette région. Ceux-là voient la place qu'il occupe, ne pas dépasser l'abdomen, ou tout au moins le devant de la poitrine; ceux-ci disent que, sous forme moins globuleuse, plus évasée; il s'étend jusqu'entre les épaules pour, de là, gagner la nuque et monter à la tête. Il y en a, de plus, chez lesquels cette impression occupe le devant du col où, conservant sa forme arrondie, elle se fixe plus particulièrement à sa partie moyenne, c'est-à-dire laryngienne. Pendant que ce symptôme reste si peu incommode pour tels d'entre ces hystériques, qu'ils ne l'accusent pas précisément plus que tout autre de ceux qu'ils perçoivent; il le devient, par fois, pour tels d'entre ces patients à un degré, qui les porte à fixer l'attention du médecin sur son existence. Ce symptôme peut, en outre, acquérir chez certains une intensité si grande, qu'ils oublient presque leurs autres souffrances pour ne se plaindre que de celle qui les domine alors, d'une manière vraiment désolante. Je ne lui ai que trop souvent rencontré cette intensité, entre autres fois sur une jeune mère. Cette personne avait d'ancienne date, mais principalement depuis deux mois, la déglutition embarrassée, au point de ne permettre que rarement, et dans la nuit encore, à quelque peu d'aliments solides de passer, au point aussi, chose bien plus cruelle, de s'opposer à ce qu'une seule gorgée de boisson pût être avalée.

Paragraphe III.

RÉGION ABDOMINALE OU HYPOGASTRIQUE ET PRINCIPALEMENT ENCÉPHALE.

Mélancolie.

La diminution de vitalité qui s'est établie comme nous venons de le dire, attaque-t-elle, d'une manière plus particulière, la région abdominale ou hypogastrique et principalement l'encéphale entier; elle occasionne la mélancolie dont le tableau va être tracé.

Les sujets atteints de cette mélancolie, offrent les désordres fonctionnels suivants, d'une manière aussi générale et permanente que ceux présentés par les hypochondriaques dont il a été traité. Ainsi, ils ont, tour-à-tour, le teint plombé ou animé; la sensibilité délicate ou obtuse; l'intelligence paresseuse ou active; le moral abattu ou exalté, et perverti; le visage atterré ou agacé et morose; le sommeil lourd ou léger, et ordinairement accompagné de rêves plus ou moins étranges. — Des anomalies, non moins successives, existent dans le degré de la température du corps, la marche de chaque sécrétion, l'état de la faim et de la soif, la durée de la digestion, l'irrégularité de la défécation, le rhythme de la circulation, l'étendue de l'acte respiratoire.—Mais la tête offre encore plus d'altérations fonc-

tionnelles, attendu qu'il y a dans cette région de l'embarras, de là
pesanteur et même de la douleur avant comme après le travail, avec
battements aux tempes et même à l'occiput ; ainsi que des tintements d'oreilles, de l'obscurcissement de là vue et des éblouissements, avec aussi une sorte de serrement autour du crâne et même
à son sommet : dernières anomalies que, dans quelques cas, remplace, par moments sinon toujours, un sentiment, plus ou moins
trompeur, de vide cérébral. — On observe, en outre, de l'accablement, un malaise général et du trouble menstruel.

Mais cette série des désordres constitutifs de cette mélancolie, n'a
pas lieu au même degré pour tous les sujets qui en sont frappés. En
effet, si la nuance plombée du visage peut aller chez les uns jusqu'à
la lividité ; la rougeur du teint peut aller aussi chez les autres jusqu'au violet, notamment aux joues et sur les pommettes. Si encore la
délicatesse de la sensibilité est telle chez ceux-ci, que la moindre
impression physique ou morale soit, d'ordinaire, aussi vivement ressentie que péniblement supportée; son engourdissement est tel aussi
chez ceux-là que, d'ordinaire également, ils sont presque insensibles aux plus fortes causes d'émotion ; lorsque surtout le résultat
final ne les touche pas personnellement. Pendant que la lenteur de
l'intelligence de certains les met, momentanément du moins, dans
l'impuissance de saisir avec rapidité les rapports des choses les plus
usuelles, et même de continuer leurs occupations habituelles, quelle
qu'en soit la nature ; l'activité de celle de certains autres les rend,
momentanément aussi, aptes à juger les questions les plus ardues,
et même à commencer des travaux considérables, soit d'esprit, soit
de corps. Pendant encore que l'abattement du moral en jette, quelquefois, dans un désespoir, presque insensé, d'où peut à grand'peine
les tirer, même pour un instant, le médecin qui, s'étant rendu phy-
siologiquement compte de leurs maux, en apprécie la réalité au lieu
de les taxer d'imaginaires; son exaltation en pousse, quelquefois
aussi, d'autres à profiter de l'instant de répit que peuvent leur oc-
troyer les angoisses qu'ils endurent, pour, les oubliant toutes, se
laisser inconsidérément aller à des actes, presque déraisonnables,
qui avancent le retour de ces angoisses, pronostiqué pourtant par le
médecin auquel l'expérience a appris que ces maladies sont aussi
ataxiques que protéiformes. Tandis que l'accablement du visage
donne à tels d'entre eux un aspect de souffrance inquiète, si prononcé par temps, qu'à sa vue on est d'autant plus impressionné, que
rien alors ne parvient à le diminuer, ni un sujet de chagrin, ni un
sujet de plaisir ; son excitation donne à tels autres un air de susceptibilité morose, dont par temps aussi le degré est d'autant plus douloureux à voir, qu'en la circonstance il est accru par la plus faible
sensation, agréable, mais surtout pénible. Tandis encore que l'ap-
pesantissement du sommeil laisse dormir, le jour comme la nuit, au
milieu même d'un véritable tumulte, ceux de ces malades chez lesquels il finit par arriver après une insomnie, souvent on ne peut plus
soutenue ; sa légèreté ne permet pas sa continuation par le moindre
bruit à d'autres de ces malades, chez lesquels il revient, il est vrai,
assez fréquemment, surtout durant le jour, pour les laisser presque
en somnolence. Pour les rêves, qui accompagnent ce sommeil chez
presque tous ces malades, longs et roulant sur une seule matière

dans le premier cas, courts et variant de matière dans le second cas, ils peuvent dans tous les deux être tristes ou gais, et basés sur des choses naturelles ou surnaturelles, comme aussi se trouver mélangés des unes et des autres, de façon à former un ensemble, de la bizarrerie duquel rien n'approche, si ce n'est l'irrégularité même de la fonction organique qui lui donne naissance. — On observe non moins de différence dans la température propre au corps, qui est basse ou élevée ; dans la marche de chaque sécrétion, qui se passe avec diminution ou augmentation ; dans l'état de la faim et de la soif, qui restent nulles ou considérables ; dans la durée de la digestion, qui s'opère avec lenteur ou rapidité ; dans l'irrégularité de la défécation, qui se fait rarement ou fréquemment ; dans le rhythme de la circulation, qui s'exécute avec ralentissement ou précipitation ; dans l'étendue de la respiration, qui existe large ou restreinte, avec plutôt que sans toux, et même expectoration, d'un caractère assez semblable à celui qu'on leur a vu prendre dans l'hypochondrie étudiée. — Mais le degré des désordres qui se passent dans la tête, est encore plus tranché. Ainsi, l'embarras qui ont accusé dans cette région, à peine sensible pour certains de ces mélancoliques, qui le voient disparaître de temps à autre, est très-marqué pour le plus grand nombre, qui le voit parfois augmenter, en s'accompagnant même de sensations anormales, attribuées, dans des cas, à un épanchement sanguin, et, dans des cas plus communs, à la présence d'une poche d'eau. La pesanteur qui y est ressentie, comparée, tout simplement, par quelques-uns de ces malades à celle que produirait une coiffure dont le poids, plus fort qu'à l'habitude, leur semble même, par instants, diminuer de manière qu'ils n'en soient plus incommodés; cette pesanteur est trop considérable chez la plupart, qui l'assimilent à un véritable fardeau, pour qu'ils ne le rapportent pas à une cause extraordinaire, comme l'épaississement des os du crâne, l'induration de rien moins que la totalité de la masse encéphalique, voire même la transformation pierreuse d'une partie du cerveau. La douleur qui, plus particulièrement sous forme d'élancements, peut suivre le symptôme de pesanteur, supportable, autant que rare, pour tels de ces sujets, chez lesquels d'ailleurs elle n'occupe qu'une partie de la tête et cède souvent à une pression qu'ils ne craignent pas d'exercer assez grande, lorsqu'ils la jugent nécessaire pour amener le soulagement qu'ils en attendent ; cette douleur devient intolérable, autant que fréquente, pour les autres, chez lesquels encore elle envahit toute l'étendue du cerveau et s'accroît, même outre mesure, par la plus faible pression, comme aussi par le plus léger mouvement. C'est particulièrement lorsque cette sensation lancinante existe, que les pulsations que j'ai noté se passer aux tempes et même à l'occiput, avant aussi bien qu'après le travail, sont éprouvées avec une rapidité et surtout une intensité telles, que je ne suis plus surpris de voir les médecins qui n'en ont pas une pratique presque quotidienne, les faire dépendre d'une origine autrement grave que ne l'est celle d'où elles proviennent réellement. Pour les tintements d'oreilles mentionnés, aussi peu fréquents que passagers dans des cas, ils se montrent dans d'autres non moins communs que soutenus. Pour l'obscurcissement de la vue, s'il est rare dans des cas encore, mais prolongé jusqu'à faire naître des appréhensions poignantes ; cette lésion de la vue est quelquefois d'une durée courte, mais réitérée alors jusqu'à empêcher qu'on ne se conduise seul. Quant aux éblouissements, peu marqués chez telles de ces personnes, qu'on ne se douterait pas les ressentir ; ils ont lieu si prononcés chez telles autres, que malgré la précaution qu'elles prennent de les cacher, on s'aperçoit qu'elles les éprouvent. À l'égard de l'espèce de serrement cérébral dont, sous la dénomination de couronne, de bandeau, tous ces malades se plaignent autour du crâne et même à son sommet; j'ai à noter qu'assez peu vif pour que le plus grand nombre l'assimile à celui qui résulte d'un travail de tête trop soutenu , il est si tranché, pour quelques-uns d'entre eux, que ces derniers en assimilent l'effet à celui que produirait un étau, entre les mors duquel cette masse d'organes serait étreinte. Mais, quelle que soit l'intensité de ces désordres cérébraux, ils sont dans certains cas, ainsi que je l'ai dit, momentanément remplacés par un sentiment de vide, ressenti dans cette région d'une manière parfois si complète, que tels de ces sujets se surprennent palpant si l'absence de sensibilité qu'ils y éprouvent, est aussi réelle qu'elle le leur paraît. — J'ai en outre à faire observer, à propos de l'accablement dont sont affectés tous ces mélancoliques, que, s'il est peu manifeste chez les uns, il va chez les autres jusqu'à les rendre incapables d'entreprendre et même de continuer quoi que ce soit. Je ferai observer encore, à propos du malaise général ressenti par tous ces malades, que, s'il existe peu sensible chez certains, il acquiert chez d'autres un tel degré que chaque point du corps, pour-ainsi-dire, transmet des impressions désagréaqles. Je ferai observer enfin, à propos du trouble menstruel éprouvé par toutes les personnes du sexe qui ont le malheur d'être sous le poids de cette affection, que, s'il se caractérise chez celles-ci par une multiplicité de sensations anormales, aussi peu étendues et durables qu'elles sont variées , il se traduit chez celles-là par une série, à peine interrompue, de douleurs, dont l'acuité plonge, alors, quelques-unes de ces personnes dans une anxiété qui ajoute à leur tristesse habituelle.

Paragraphe IV.

VENTRE OU BAS-VENTRE ET SURTOUT FRACTION DE L'ENCÉPHALE.

Monomanie.

L'appauvrissement auquel nous faisons allusion , frappe-(-il , plus particulièrement , le ventre ou le bas-ventre et surtout une fraction de l'encéphale; il engendre la monomanie qui se caractérise comme il suit.

Dans cette monomanie, les malades accusent les mêmes symptômes que ceux offerts par les sujets affectés de la mélancolie qui précède ; avec cette différence, toutefois, que les désordres cérébraux existant chez ces mélancoliques, sont moins prédominants chez ces monomaniaques que les goûts et les sentiments étranges, les impressions et les idées déréglées, les passions et les penchants dépravés, les déterminations et les actes dangereux dont ils sont susceptibles. Mais ces aberrations sensitives, intellectuelles, morales ou affectives, sont bornées chez ces malades à ce degré, qui n'empêche pas la ré-

6

flexion de les leur démontrer déraisonnables; sans que pourtant elle soit assez puissante pour faire qu'ils ne s'y laissent pas aller momentanément, qu'ils les maîtrisent pour toujours, qu'ils les dominent entièrement.

Ces symptômes différentiels de la monomanie dont j'entends parler et de la mélancolie en question, sont si nombreux, que nous n'entreprendrons pas de les énumérer. Nous croyons plus utile de faire observer qu'ils se rencontrent aussi rarement identiques chez les diverses personnes qui en sont atteintes, qu'il est commun de les voir conserver leur caractère primitif chez chacun des sujets qui les offrent à l'observation. Cette règle, déduite, à priori, de ce qu'il est difficile de réunir plusieurs et seulement deux individus en santé qui sentent, pensent et agissent de la même manière, est confirmée par l'expérience clinique de la première de ces maladies. C'est du moins ce qui résulte de ma pratique particulière, sur les faits seuls de laquelle je m'appuie dans tout le cours de cet ouvrage et dont j'extrais les suivants.—Une nouvelle accouchée, après une grossesse pénible, une parturition laborieuse, et quelques jours d'un allaitement rendu trop douloureux, par de profondes gerçures aux seins, pour être continué, avait conçu la pensée que si sa fille mourait en nourrice, elle serait la cause de ce malheur. Cette idée étrange, combattue d'abord victorieusement par la raison de cette tendre mère, lui avait peu à peu, résisté davantage, malgré la belle santé dont jouissait le nourrisson, et plus tard l'avait maîtrisée presque complètement. On avait espéré que le retour de l'enfant au milieu de la famille influencerait d'une manière favorable cet état désolant ; mais il en avait, au contraire, augmenté l'intensité, par la fatigue de soins au-dessus de la résistance d'un être aussi délabré que l'était cette pauvre jeune femme. Son affection datait d'un an passé quand elle me fut on ne peut plus heureusement confiée.—Le second fait de cette espèce de monomanie que je mentionnerai, m'a été présenté par une autre jeune femme. Celle-ci, à la suite de plusieurs semaines de veilles et d'angoisses, occasionnées par la maladie qui ravit à son amour le moins âgé de ses deux garçons, s'était imaginé que Dieu le lui avait retiré pour la punir d'avoir eu des regrets d'être enceinte ; regrets que légitimait assez l'appréhension de couches dangereuses pour sa propre existence. Cette pensée, aussi étrange que celle qui se rattache à la monomanie qui précède, était parvenue, en trois ans, à dominer cette infortunée à ce point, qu'après la diminution graduelle de ses forces et de sa vigilance naturelles, elle avait fini par oublier son ménage, son mari, le fils qui lui reste, par se négliger elle-même jusqu'à ne manger que très-rarement. Cet oubli du sentiment de ses devoirs et de la conscience de ses besoins était arrivé à un degré si prononcé, que les remontrances, que ses parents ne pouvaient parfois s'empêcher de lui adresser, ne l'impressionnaient guère plus. Telle était la triste position de cette personne lorsque j'en commençai le traitement qui, à la longue, fut suivi d'un succès complet. — Le troisième exemple de monomanie de cette espèce, que je citerai, me fut fourni par une demoiselle, à peine adolescente. Après avoir vu sa fraîcheur se perdre rapidement, par l'effet de l'impression indicible qu'elle éprouva quand elle faillit se noyer dans la rivière qui borde sa commune, cette demoiselle vivait, depuis quelques mois, avec l'idée que cet accident pouvait bien être l'indice surnaturel de sa fin prochaine. Cette pensée, qu'elle s'était gardé de communiquer tant qu'elle en avait compris le ridicule; qu'elle avait dissimulée, avec encore plus d'attention, dès qu'il lui était arrivé de soupçonner qu'on s'en moquerait ; qu'elle n'avait confiée à sa mère d'abord, puis à l'amie intime, que lorsqu'elle ne s'était plus sentie capable d'en avoir, seule, le triste secret; qu'enfin, elle avait divulguée, alors qu'elle s'y fut identifiée pour-ainsi-dire, avec un abandon qui ne contrastait pas peu avec le mystère qu'elle en avait fait auparavant ; cette croyance absorbait presque toutes les facultés de cette autre monomaniaque à l'époque où je me trouvai chargé de lui donner des soins, qui la rétablirent à peu de chose près. — Je citerai en quatrième lieu une jolie et honnête fille de simples artisans. Mariée à un riche cultivateur dont elle avait cru devoir partager les rudes travaux pour complaire à sa nouvelle famille, certes bien éloignée d'exiger une occupation autant au-dessus de ses forces que différente de ses habitudes sédentaires, cette personne s'étant trouvée dans l'obligation, d'abord, de les suspendre à cause des malaises que lui occasionna une grossesse presque immédiate, et de les abandonner, plus tard, à la suite d'une fausse couche qui ne lui laissa pas la possibilité de les reprendre, avait fini par s'imaginer que des gens aussi vaillants, aussi sobres que ses nouveaux parents, ne resteraient pas long-temps sans taxer de paresse l'impuissance dans laquelle elle était, de travailler comme eux, sans, peut-être, regretter sa nourriture, qu'elle-même se reprochait de ne pas gagner. La crainte de s'entendre adresser ces reproches, le dernier surtout, toujours présente à l'esprit de cette pauvre jeune femme, l'absorba bientôt si complètement, qu'elle résolut de ne plus se nourrir. Mais elle s'aperçut encore plus promptement qu'on ne vit pas sans manger ; elle ne tarda pas non plus à réfléchir que se priver volontairement de nourriture jusqu'à mourir d'inanition, est, sinon une lâcheté aux yeux de la société, du moins un crime au point de vue religieux. Aussi cette infortunée resta-t-elle aux prises avec le fol amour-propre qui lui avait fait prendre la résolution de ne pas être à charge aux parents de son mari, avec la conscience qui lui défendait d'attenter à sa vie, qu'elle rapportait à l'Être-Suprême. La perplexité dans laquelle elle vivait, depuis déjà du temps, l'avait on ne peut plus détériorée au physique et au moral, lorsque je fus chargé de reconstituer cette organisation, dont je réussis à changer tout le désordre en une santé qui, d'abord chancelante, s'est ensuite tout-à-fait consolidée. Cette personne, en effet, a repris les travaux de la campagne et les supporte sans inconvénient. — Une paysanne formera le cinquième des exemples que j'ai à rapporter de cette espèce de monomanie. Cette femme, vieillie avant l'âge, plus encore par les soins d'un fort ménage que par les fatigues des champs, commença, après l'allaitement, trop prolongé, de son dernier enfant, par ressentir pour son mari, dont elle reconnaissait n'avoir qu'à se louer, un éloignement changé, plus d'une fois, en aversion insurmontable, et finit, non-seulement par ne plus éprouver aucune affection pour cet enfant, qu'elle avouait être le moins désagréable possible, mais encore par se surprendre, de loin en loin il est vrai, avec l'horrible penchant à le détruire! Quand, il y a trois ans de cela environ, cette mère, plus à plaindre qu'à blâmer aux yeux du médecin physiologiste, me fut amenée, elle était, depuis plusieurs mois, je ne dirai pas dans les tortures que la situation de son esprit paraîtrait devoir faire endurer, car, chose pour nous aussi simple qu'elle peut pour d'autres être extraordinaire, l'infortunée s'en préoccupait à peine; mais bien dans une position qu'un rien pouvait rendre justiciable de lois pénales dont la révision ne tardera pas d'avoir lieu, si toutes les maladies mentales sont, à l'exemple de celles dont je traite ici, étudiées sous leur véritable jour. Il me semble, encore aujourd'hui, voir cette monomane, les forces chancelantes et l'air morne, se traîner péniblement vers mon cabinet, non côte à côte avec son mari, plein d'un dévouement trop rare, mais à distance de lui, comme elle me confia, plus tard, avoir fait route sans grand espoir de guérison. J'avoue que ce résultat fut aussi long que difficile à obtenir, à cause de l'impossibilité où je me trouvai, à plusieurs reprises, de réunir autour de cette malade toutes les conditions indispensables à un succès plus prompt.—Au nombre de ces monomaniaques, enfin, comptait un tout jeune homme, d'une constitution naturellement débile, et, de plus, usée par l'étude à laquelle il s'était adonné avec une ardeur inconsidérée. Après s'être senti, tout-à-coup, un jour, la tête si bouleversée qu'il ne put se lever de dessus le fauteuil où, à la suite d'un abattement profond, il venait d'être pris de convulsions, d'abord rares, puis fréquentes, et terminées par quelques heures d'un sommeil agité, ce jeune homme était resté sous le poids de cette secousse, qu'il se rappela, plus tard, n'avoir pas été la première de ce genre qu'il eût éprouvée, mais à un léger degré. Depuis lors, en effet, outre ses traits toujours altérés, sa parole devenait parfois embarrassée et même expirait sur ses lèvres entr'ouvertes. Il pleurait par moments; riait dans d'autres; et répondait étrangement, alors, aux plus simples questions. Alors aussi, paraissant isolé, quoiqu'au milieu de ses proches que son état attristait seuls, car il ne semblait pas, lui, en comprendre tout le trouble, il conversait à part soi. Ainsi, à la littérature, dont il balbutiait quelques passages, il adjoignait les mathématiques; et, sans plus de discernement, associait des idées mondaines à des idées religieuses. Il discourait aussi antiquités, chemins, canaux, matières dont antérieurement il s'était occupé avec quelque distinction ; citait également des faits historiques, qu'il dénaturait ; traçait sans régularité des lignes, ou bien en simulait avec les bras, avec les jambes, dont il ne pouvait maîtriser tous les mouvements. Il faisait ces diverses choses sans ordre, par saccades ; tantôt avec calme, tantôt avec agitation. Ensuite, il retombait dans l'accablement taciturne qui séparait les crises dont je viens de tracer une faible esquisse. Sa position, qui avait résisté jusqu'à l'époque où je me rendis auprès de lui, paraissait désespérée ; néanmoins par mes conseils fut recouvrée, et moins lentement encore que je ne l'avais présumé, la rectitude première de son esprit, en même temps qu'ils lui apprirent la règle de conduite hygiénique qu'il doit tenir, pour ne pas être exposé à le perdre de nouveau. — On voit, d'après ces faits, qu'ainsi que nous l'avons annoncé, l'état morbide de nul de ces monomaniaques ne se ressemblait quand ils commencèrent à recevoir nos soins. On voit aussi, d'après ces observations, qu'ainsi que nous l'avons annoncé également, cet état morbide conserva chez chacun d'eux son aspect primitif jusqu'à ce qu'ait commencé d'agir le traitement qui, approprié à leur différence, finit par en triompher.

DEUXIÈME DIVISION.

—

MALADIES CHRONIQUES

DUES A LA DÉPERDITION,

Simple et progressive,

DE LA VITALITÉ GÉNÉRALE

Qui s'est établie par les deux vies simultanément.

———

Nous avons avancé que la déperdition , lente et graduelle , de la vitalité dont est pourvu le corps humain , pouvait occuper de prime-abord les deux vies , et qu'alors elle se bornait , parfois à en attaquer les systèmes élémentaires , parfois à en attaquer les organes ou les appareils principaux, ou bien qu'elle allait jusqu'à frapper l'ensemble des rouages qui entretiennent l'existence.

Dans le premier cas, il arrive à cette altération vitale de déterminer, en même temps, les maladies sus-désignées, du système produisant la chaleur ainsi que la composition et la décomposition moléculaires , tant de la vie végétale que de la vie animale ; c'est-à-dire notre fièvre lente et notre affection nerveuse.

Dans le second cas, il arrive à cette altération vitale de déterminer, en même temps, les maladies, sus-désignées, des organes qui concourent, individuellement, à produire ou des appareils qui suffisent, isolément, à produire la digestion, la circulation, la respiration..., l'innervation, la locomotion..., c'est-à-dire : soit la gastrite, l'entérite, l'hépatite, la gravelle, le catarrhe vésical, les hémorrhoïdes; les douleurs cérébrales ou maux de tête; les anévrismes, le catarrhe pulmonaire ou rhume chronique, l'hémoptysie ou crachement de sang, l'asthme ou gêne de respiration; la chlorose ou les pâles-couleurs... , dont il a été question ; soit le spasme cérébral, les convulsions, les étourdissements, la paralysie; le spasme pectoral ou angine de poitrine; les névroses de la digestion; la paralysie..., dont il a été question aussi.

Dans le troisième cas , il peut se faire que la lésion de vitalité établie , directement , par cette double voie , engendre une sorte d'étisie, compliquée même, d'impuissance chez l'homme, de stérilité chez la femme, et que l'on commet l'erreur de prendre pour la phthisie tuberculeuse; de traiter en conséquence.

Étisie.

Nous ne décrirons pas de nouveau et cette fièvre lente et cette affection nerveuse. Nous ne décrirons pas davantage les diverses maladies que, même, nous aurions voulu éviter de rappeler ici nominativement, comme nous avons cru pouvoir nous en dispenser à l'égard des maladies localisées dans les tissus communs aux deux vies ou dans leurs groupes organiques les plus importants, et qui viennent d'être étudiées au dernier chapitre de la première division de cette partie de notre œuvre. Ce serait, en effet, tomber, sans nécessité, dans des répétitions que nous nous efforcerons de pallier en relatant, sous forme de citations plutôt que sous forme de descriptions, les plus fréquentes des erreurs de diagnostic, et conséquemment de thérapeutique, occasionnées par l'espèce d'étisie qui résulte du summum d'intensité que peut atteindre, avant de devenir incurable, la déperdition, simple et progressive, de la vitalité générale s'étant établie par l'une et par l'autre vie simultanément.

Les erreurs de ce genre que nous rapporterons en premier lieu, nous ont été fournies, d'abord par un grand nombre d'entre les sujets compris parmi ceux que nous avons guéris de cette fièvre lente; et que les frissons, comme les bouffées de chaleur réitérées et assez durables, les sueurs faciles, l'amaigrissement marqué, la lassitude permanente....., qu'ils accusaient plus spécialement, avaient laissé croire poitrinaires. Les autres de ces premières erreurs de diagnostic nous ont été fournies par plusieurs d'entre les sujets compris parmi ceux que nous avons soustraits à cette affection nerveuse; et que l'irritabilité inquiète, le sommeil interrompu ou entremêlé de rêves, les douleurs de poitrine assez vives et persistantes....., qu'ils enduraient, avaient également laissé croire phthisiques. — Ceux de ces exemples que nous rapporterons en second lieu, ont été pris : 1° Chez quelques-uns des malades que nous avons guéris de la chlorose de l'espèce étudiée. Leur dyspnée, le gonflement œdémateux de leurs pieds, surtout la suppression ou seulement la diminution de l'écoulement menstruel, avaient été cause qu'on les avait classés au rang des poitrinaires. 2° Chez certains des malades que nous avons débarrassés de l'espèce de névralgies dont il a été question. Ces névralgies, par leur siège entre les épaules de ces personnes et par leur concomitance avec une transpiration réitérée chaque matin, en avaient imposé pour une phthisie. 3° Chez certains des malades compris dans la classe des hypochondriaques dont nous avons opéré la guérison, et dans la classe des hystériques dont le mal a cédé à la médication réclamée par sa nature mieux précisée. Leur émaciation, ajoutée à l'ardeur qu'ils sentaient se propager du cerveau et surtout de la région de l'abdomen ou de la région de l'hypogastre au-devant du thorax, ajoutée aussi à la gêne de la respiration, à la toux et à l'expectoration qu'ils éprouvaient habituellement ou par quintes, les avait fait déclarer tuberculeux. 4° Chez quelques malades affectés, les uns, des anévrismes, les autres, de l'angine de poitrine, dont nous avons parlé. La |suffocation à laquelle ils étaient habitués, les étreintes pectorales et l'anxiété cardiaque dont ils se plaignaient fréquemment, avaient porté à les comprendre parmi les phthisiques. — Les exemples de ces erreurs funestes que nous allons placer en troisième ligne, nous ont été fournis : 1° par plusieurs d'entre les personnes que nous avons traitées avec succès de l'asthme qu'elles enduraient. Ces premiers sujets de cette troisième série de fausse phthisie avaient été placés au nombre de ceux véritablement frappés de cette terrible affection, à cause de l'oppression plus ou moins intense et permanente, avec ou sans redoublements accompagnés de toux, soit légère, soit considérable, comme aussi d'expectoration, accompagnés même d'autres symptômes graves, qu'ils accusaient d'une manière plus ou moins tranchée. 2° Par plusieurs des personnes traitées également par nous avec succès de l'hémoptysie dont elles souffraient. Ces seconds sujets de cette troisième série de faux tuberculeux avaient été jugés affectés de la vraie phthisie par suite de crachements de sang plus ou moins abondants et durables, avec ou sans redoublements, soit éloignés, soit rapprochés, et quotidiens même, avec ou sans difficulté de respirer, et toux, soit sèche, soit humide ; divers symptômes que chacun d'eux éprouvait d'une manière plus ou moins marquée. 3° Enfin, par beaucoup de catarrheux de l'espèce étudiée, et sur lesquels notre médication a eu d'heureux effets. Ces nombreux sujets de cette dernière série de faux phthisiques avaient été déclarés vraiment poitrinaires d'après les besoins de tousser plus ou moins permanents, avec expectoration légère ou abondante, de matières présentant saveur, aspect et consistance de mauvais caractères, avec une sorte de fièvre quotidienne et des sueurs nocturnes, que, tous, ils ressentaient à un degré élevé.

Impuissance et Stérilité.

Je borne à ces citations les exemples multipliés que j'ai recueillis sur l'erreur funeste qui vient d'être signalée, et je termine ce que j'avais à dire à propos de la présente manifestation de l'épuisement de l'économie humaine survenu par la vie de nutrition et par la vie de relation à la fois, en spécifiant l'impuissance et la stérilité que cet état anormal du corps entier finit par produire.

Dans cette impuissance, que l'homme ait conservé ou perdu les appétits vénériens ; qu'il soit capable ou incapable de satisfaire à la copulation ; qu'il éprouve des pertes involontaires, ou ne connaisse pas ce surcroît de mal, il ne peut procréer, et ses efforts, pour vaincre son impuissance, n'aboutissent qu'à l'énerver davantage au physique et au moral. J'ai eu, en effet, occasion de soigner des sujets qui, atteints de cette poignante infirmité depuis nombres d'années, n'ont recouvré la faculté génératrice qu'après avoir été guéris du haut degré d'affaiblissement dans lequel ils vivaient malheureux. —Dans cette stérilité, que la femme appète les plaisirs de l'amour, ou bien montre de l'indifférence pour l'acte reproducteur ; qu'elle reçoive sans douleur les caresses de l'amant de son choix, ou bien ne les supporte qu'avec des souffrances presque insurmontables; qu'elle ressente des impressions, aussi instantanées que désagréables, dans l'appareil génital, elle ne peut concevoir, et les chagrins occasionnés par son infécondité, ajoutent, plus qu'elle ne se l'imagine, à sa cause première. J'ai, en effet, traité des personnes du sexe qui, après avoir subi cette désolante stérilité durant des onze, quinze et même dix-sept ans, ont dû le bonheur inespéré d'être mères à la guérison de l'appauvrissement extrême dans lequel s'était écoulée leur jeunesse.

—

MALADIES CHRONIQUES

RÉSULTANT DE LA DÉPERDITION,

Lente et progressive,

DE LA VITALITÉ GÉNÉRALE

Qui se propage d'une manière anormale.

———

On a vu que le point de départ de la diminution de l'élément vital en question, devient d'autant plus obscur, que l'affection s'est propagée par voie non naturelle. Disons à présent que si les groupes organiques du corps humain qui se trouvent le plus prédisposés à ce mode de transmission du mal, occupent le ventre, la tête ou la poitrine; ceux des organes entrant dans la composition de ces régions, qui subissent le plus souvent cette influence accidentelle, sont l'estomac, le cerveau, le cœur ou les poumons.

De là, cette localisation, plus ou moins exclusive, d'une maladie générale dans l'abdomen entier, l'ensemble de la tête ou la totalité de la poitrine, ainsi que cette prédominance, plus ou moins tranchée, de quelques-uns des symptômes de ladite maladie sur la région épigastrique, cérébrale, cardiaque ou bien pectorale, que certains sujets accusent, de prime-abord, et, parfois, à un degré qui exige de la part du médecin une grande pratique de ces souffrances, s'il ne veut pas être induit en erreur, à la suite de l'exposé incomplet que les mêmes sujets se hâtent de lui en faire.—J'ai, effectivement, rencontré des personnes qui commençaient par dire : celle-ci, ma maladie est dans le ventre, et surtout à l'estomac; celle-là, je ne souffre que dans la tête, et surtout au front; une autre, le siége unique de mon mal est dans la poitrine, mais particulièrement au cœur, aux poumons : guérissez cette région, ou simplement cet organe; et je suis sauvée! — J'ai même rencontré des personnes qui ne se plaignaient que d'un point du ventre, d'un côté de la face, d'une partie de la poitrine, du moignon d'une épaule, voire seulement d'un genou, d'un pied, d'un testicule; où, il est vrai, elles éprouvaient, depuis une date souvent ancienne, des sensations morbides, soit persistantes, soit passagères, mais assez intenses pour les empêcher de s'apercevoir des autres troubles fonctionnels qui, pourtant, avaient lieu dans leur économie. — J'ajouterai (ce qui achève de dérouter le médecin) que 'tels de ces malades ne manquent pas d'assurer qu'il serait tout-à-fait inutile de chercher leur affection ailleurs qu'ils ne l'indiquent, et que tels autres vont jusqu'à faire observer qu'ils jouissaient d'une excellente santé avant l'époque où ils éprouvèrent les premières atteintes de leur affection ; tant ils se sont accoutumés à la localiser comme on vient de le voir , à l'isoler de tout ce qui se passe d'étrange en eux ! — Mais, par bonheur, qu'ils se trompent essentiellement; comme la plupart ne tardent pas à le reconnaître, après l'explication, des plus naturelles, que donne, sur leurs souffrances, l'homme-de-l'art qui a su en pénétrer l'obscurité, en scruter les replis et en retrouver l'origine véritable , grâce à l'étude approfondie qu'il a faite, de la manière anormale dont peut se propager la déperdition, lente et progressive, de la vitalité générale.

<hr>

QUATRIÈME DIVISION.

—

MALADIES CHRONIQUES

RÉSULTANT DE LA DÉPERDITION,

Simple et graduelle,

DE LA VITALITÉ GÉNÉRALE

Qui se manifeste d'une manière violente.

<hr>

On a vu que la marche de la diminution de l'élément vital en question , peut , au lieu de s'effectuer sourdement, se manifester avec violence. Disons, à cette occasion, que si les fonctions complexes du corps humain qui traduisent le plus facilement cette influence passagère, momentanée , dépendent du ventre, de la tête ou de la poitrine ; celles des fonctions simples qui , contribuant à ces opérations, se trouvent le plus prédisposées à ces accès, à ces crises du mal , sont la digestion stomacale, la pensée et le sentiment, la circulation cardiaque ou la respiration.

De là , l'apparition de ces douleurs , aiguës et subites , soit dans l'appareil de la digestion, de l'innervation cérébrale, de la circulation proprement-dite ou de la respiration, soit uniquement dans l'organe gastrique, intellectuel et sensitif, cardiaque ou pulmonaire, que certains malades endurent; les uns, de loin en loin; les autres, assez fréquemment; et, les plus attaqués d'entre eux, presque à chaque jour. — Pour les moments auxquels ces douleurs apparaissent, si la plupart de ces sujets s'en voient surtout assaillis pendant l'activité d'action de ceux de ces appareils ou seulement de ceux de ces organes dont les fonctions sont intermittentes, pas continues; quelques–uns de ces sujets s'en trouvent victimes en dehors de tout acte fonctionnel, non-seulement desdits appareils ou desdits organes, mais encore de telles autres parties du corps. — Achevons ce qui est relatif à ce mode spécial de transmission de la déperdition , simple et graduelle, de la vitalité générale , en faisant remarquer que son acuité atteint parfois un degré qui plonge le patient dans le désespoir, en même temps qu'elle le porte à se croire frappé d'une affection autrement grave qu'elle ne l'est en réalité.

THÉRAPEUTIQUE
DES AFFECTIONS ANCIENNES SUS–ÉTUDIÉES.

Nous venons de désigner les maladies chroniques dont la déperdition, lente et graduelle, de la vitalité de notre corps, devient la source ; passons maintenant à l'exposé de la thérapeutique , aussi naturelle qu'ignorée, qui guérit ces maladies.

Est-ce notre fièvre lente qu'il faut combattre, nous conseillons d'ajouter à la pratique exacte des moyens que nous avons énumérés comme prophylactiques de cette diminution de vitalité tendant à s'établir principalement par la vie végétale , l'administration , aussi bien extérieure qu'intérieure , des médicaments amers , et surtout des médicaments aromatiques.

Cette affection a-t-elle déjà gagné l'abdomen, la tête , la poitrine , la fraction ventrale du système vasculaire général la plus liée à la nutrition commune, c'est-à-dire les radicules des veines et des lymphatiques du tube gastro–intestinal auxquelles est dévolue l'absorption directe des produits assimilables de la digestion; nous favorisons les effets de ces premiers agents par l'hygiène propre à l'organe ou aux groupes organiques composant la région que le mal a plus particulièrement atteinte.

Est-ce notre affection nerveuse qu'il faut combattre , nous conseillons d'ajouter à la pratique exacte des moyens que nous avons énumérés comme prophylactiques de cette diminution de vitalité tendant à s'établir principalement par la vie animale, l'administration, aussi bien externe qu'interne, des médicaments aromatiques et surtout des médicaments amers.

Cette maladie a-t-elle déjà gagné la tête , la poitrine , l'abdomen, la trame même des régions de l'organisme les plus en rapport avec l'innervation encéphalo-rachidienne ; nous favorisons les effets de ces premiers agents par l'hygiène propre à l'organe ou aux groupes organiques composant la région que le mal a plus particulièrenent atteinte.

Sont-ce les tissus communs aux deux vies ou leurs appareils les plus importants que la fièvre lente ou l'affection nerveuse dont il est question, a fini par frapper ; nous prolongeons l'emploi des moyens curatifs, soit de l'une, soit de l'autre de ces maladies générales.

La fièvre lente et l'affection nerveuse auxquelles nous faisons allusion , sont-elles à traiter en même temps ; nous prescrivons simultanément la médication sus-désignée de chacune de ces maladies.

Ces affections ne troublent-elles que les fonctions élémentaires des deux vies , nous nous bornons à l'usage desdits traitements ; mais ces affections dérangent-elles les fonctions moins simples, plus compliquées, de l'une et de l'autre vie , nous secondons ces traitements par l'hygiène spéciale de ces dernières fonctions ; et, si les maladies ci-dessus dénommées, vont jusqu'à désharmonier le mécanisme de toute l'économie , nous persistons long-temps dans l'usage de ces agents médicaux.

Contre les propagations anormales que la déperdition de la vitalité peut entraîner, à l'administration des deux ordres de moyens que nous venons d'indiquer, doit être associé le repos des systèmes organiques sur lesquels ce mode de transmission s'est opéré.

Contre les manifestations aiguës et subites par lesquelles la déperdition de la vitalité peut se traduire , à l'administration de ces trois ordres de moyens doivent être associés les médicaments antispasmodiques locaux et même généraux.

Ajoutons à ce que nous devions dévoiler sur la diminution, pure et simple , de la vitalité dans le corps humain et sur les maladies chroniques qui ont cette origine , en faisant remarquer : d'une part, que si, dans les divers degrés de cet état anormal de notre économie , l'on peut ordinairement reconnaître , par un examen approfondi , comment l'affection s'est produite, quelle voie elle a suivie pour s'engendrer, il n'est pas toujours possible, avant essai du traitement, de préciser où l'affection est limitée, quelles régions en sont encore exemptes, ni, par conséquent, de déterminer, au juste, combien de temps résistera le mal, quel retard la convalescence éprouvera, et l'époque du retour définitif de la santé; d'autre part, que si les diverses formes morbides sous lesquelles a été étudié ce même état anormal de notre économie, sont trop dépendantes les unes des autres , ont trop de liaisons entre elles , présentent trop de points de contact , pour conserver longtemps une existence isolée, l'on devra s'attendre à rencontrer deux, trois, et même un plus grand nombre de ces formes morbides réunies sur certains individus, mais sans que cette complication s'oppose à ce que le mal finisse par guérir , quand est associée à la médication du mode pathologique primitif la médication de celui ou de ceux des modes pathologiques secondaires qu'on y trouve greffés.

APPENDICE.

—

Sous ce titre, j'avais pensé donner les explications utiles à l'éclaircissement des particularités les plus saillantes que présente, soit dans ses symptômes généraux, soit dans leurs variétés principales, chacune des maladies anciennes provenant de l'altération vitale qui vient d'être étudiée. Sous ce titre aussi, j'avais pensé indiquer les modifications les plus importantes qu'entraînent dans l'ensemble de la thérapeutique de chacune de ces maladies ceux de ces phénomènes particuliers dus, tantôt à la constitution du sujet, tantôt à l'emploi de remèdes contre-indiqués, ou bien à l'intensité de l'affection. Sous ce titre enfin, j'avais pensé préciser les causes, soit communes, soit spéciales, de chacune de ces mêmes maladies; la prédisposition, innée ou acquise, qu'on peut avoir à la contracter; le sexe seul sur lequel elle sévit, ou celui des deux qu'elle attaque de préférence; l'âge auquel elle se montre le plus habituellement; la saison de l'année qui lui est favorable; les conditions sociales qui concourent à l'engendrer. Mais, obligé d'avancer l'époque fixée pour la publication complète de ce livre, je ne fournirai ces renseignements que plus tard.

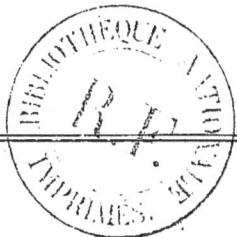

ERRATA.

Page 15, ligne 31, au lieu de : *propagée aux appareils*, lisez : *propagée aux organes ou aux groupes organiques.*

Page 27, ligne 28, au lieu de : *la force*, lisez : *des forces.*

Page 27, ligne 51, au lieu de : *dit être*, lisez : *dits.*

Page 28, ligne 14, au lieu de : *prostration des forces*, lisez : *prostration.*

Page 33, ligne 21, au lieu de : *étendue aux appareils*, lisez : *étendue aux organes ou aux groupes organiques.*

Page 39, ligne 30, au lieu de : *a atteint*, lisez : *avait atteint.*

www.ingramcontent.com/pod-product-compliance
Lightning Source LLC
Chambersburg PA
CBHW071245200326
41521CB00009B/1637